一本书读懂HPV病毒、疾病与疫苗

主编　代国龙　杨礼聪　周啟萍　王华伟

YNK 云南科技出版社
·昆明·

图书在版编目（CIP）数据

一本书读懂 HPV ：病毒、疾病与疫苗 / 代国龙等主编. -- 昆明 ：云南科技出版社，2025. 4. -- ISBN 978-7-5587-6278-9

Ⅰ. R711.74-49；R373.9-49

中国国家版本馆 CIP 数据核字第 20253JK208 号

一本书读懂 HPV：病毒、疾病与疫苗

YI BEN SHU DUDONG HPV：BINGDU、JIBING YU YIMIAO

主编 ◎ 代国龙　杨礼聪　周啟萍　王华伟

出 版 人： 温　翔
策　　划： 温　翔　胡凤丽
责任编辑： 汤丽鋆
整体设计： 长策文化
责任校对： 秦永红
责任印制： 蒋丽芬

书　　号： ISBN 978-7-5587-6278-9
印　　刷： 昆明亮彩印务有限公司
开　　本： 787mm × 1092mm　1/16
印　　张： 7.5
字　　数： 101 千字
版　　次： 2025 年 4 月第 1 版
印　　次： 2025 年 4 月第 1 次印刷
定　　价： 68.00 元

出版发行： 云南科技出版社
地　　址： 昆明市环城西路 609 号
电　　话： 0871-64120740

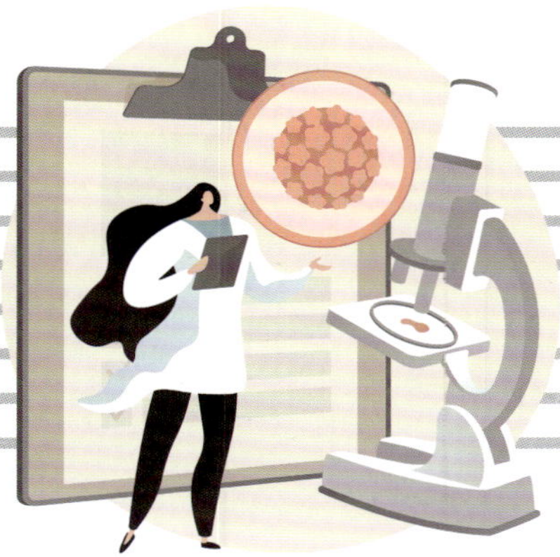

《一本书读懂 HPV：病毒、疾病与疫苗》
编委会

主　编

代国龙　杨礼聪　周敞萍　王华伟

副主编

高兴莲　刘　萍　许玉雯　郭方兰

宋　巧　李石蕊

参　编

杨娅丽　李　艳　刘永悦　崔桂林

崔俊文　赵声林　唐永超　董晓云

徐加艳　姚　霞　蒋德梅　冯莉莉

陶官飞　樊　悦　刘艳琼　王安会

王先莲　鲁海冉　李璟赟　陈姝妤

王定春　寸吉瑩　李佳敏　余　悦

李祖珣

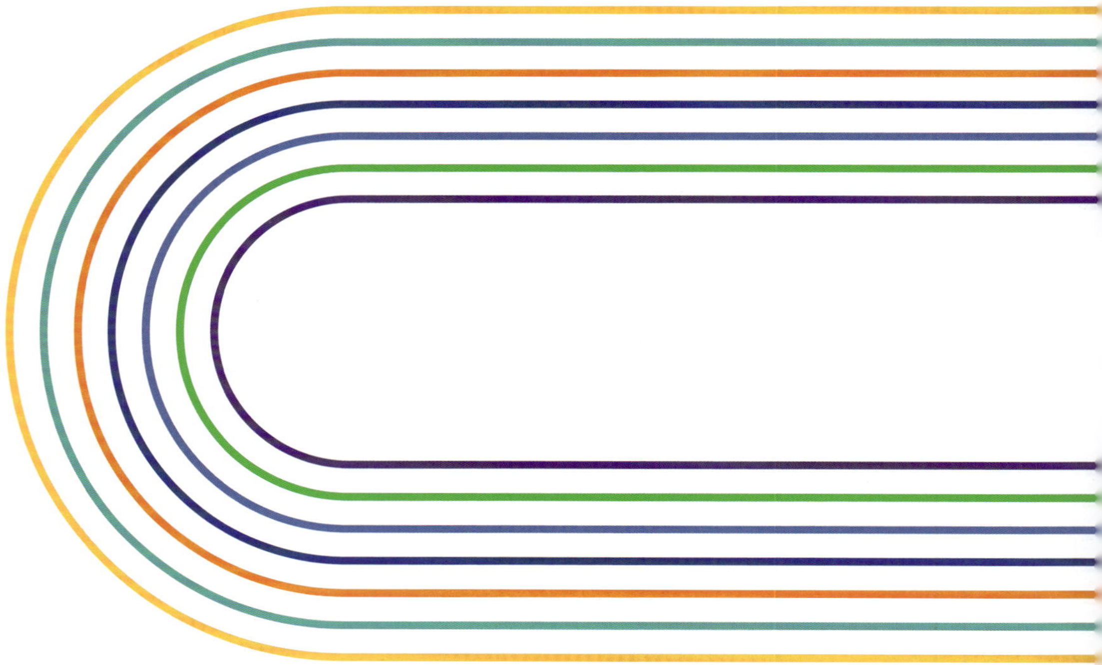

前　言

人乳头瘤病毒（HPV）是近年来医学界和公共卫生领域备受关注的话题之一。根据世界卫生组织（WHO）的数据，大约80%的性活跃人群在一生中会感染至少一种类型的HPV，而持续性HPV感染是导致宫颈癌的主要危险因素。据统计，几乎所有的宫颈癌病例都与高危型HPV感染有关。宫颈癌是全球女性中第四大常见癌症，每年导致数十万人死亡。然而，宫颈癌是一种可以通过早期筛查和疫苗接种有效预防的疾病。正因如此，普及HPV相关知识显得尤为重要。

接种HPV疫苗已成为全球范围内女性预防宫颈癌的重要措施。HPV疫苗的研究与开发始于20世纪80年代。HPV感染是宫颈癌、尖锐湿疣等疾病发病的主要风险因素，接种HPV疫苗是预防HPV感染的有效途径。全球范围内已有多种HPV疫苗被批准上市，包括二价、四价及九价等不同剂型，分别针对不同年龄层人群和不同病毒亚型。经过科学研究和临床试验证实，二价疫苗主要面向年轻女性群体，其预防效果主要针对HPV 16和HPV 18两种高危型HPV。而四价疫苗则在二价疫苗的基础上增加了对HPV 6和HPV 11两种低危型病毒的预防。九价疫苗则进一步扩大了预防范围，除上述4种病毒外，九价疫苗还可预防HPV 31、HPV 33、HPV 45、HPV 52和HPV 58这5种高危型病毒。接种HPV疫苗可有效降低宫颈癌、尖锐湿疣等疾病发生的概率。

本书通过普及HPV基础知识、HPV相关疾病知识及HPV疫苗的相关信息，帮助读者全面了解这一病毒及其对健康的影响。我们希望通过通俗易懂的语言传递科学知识，消除读者对HPV的误解，增强健康意识，并引导读者采取积极的预防措施，捍卫自己的健康。

目录

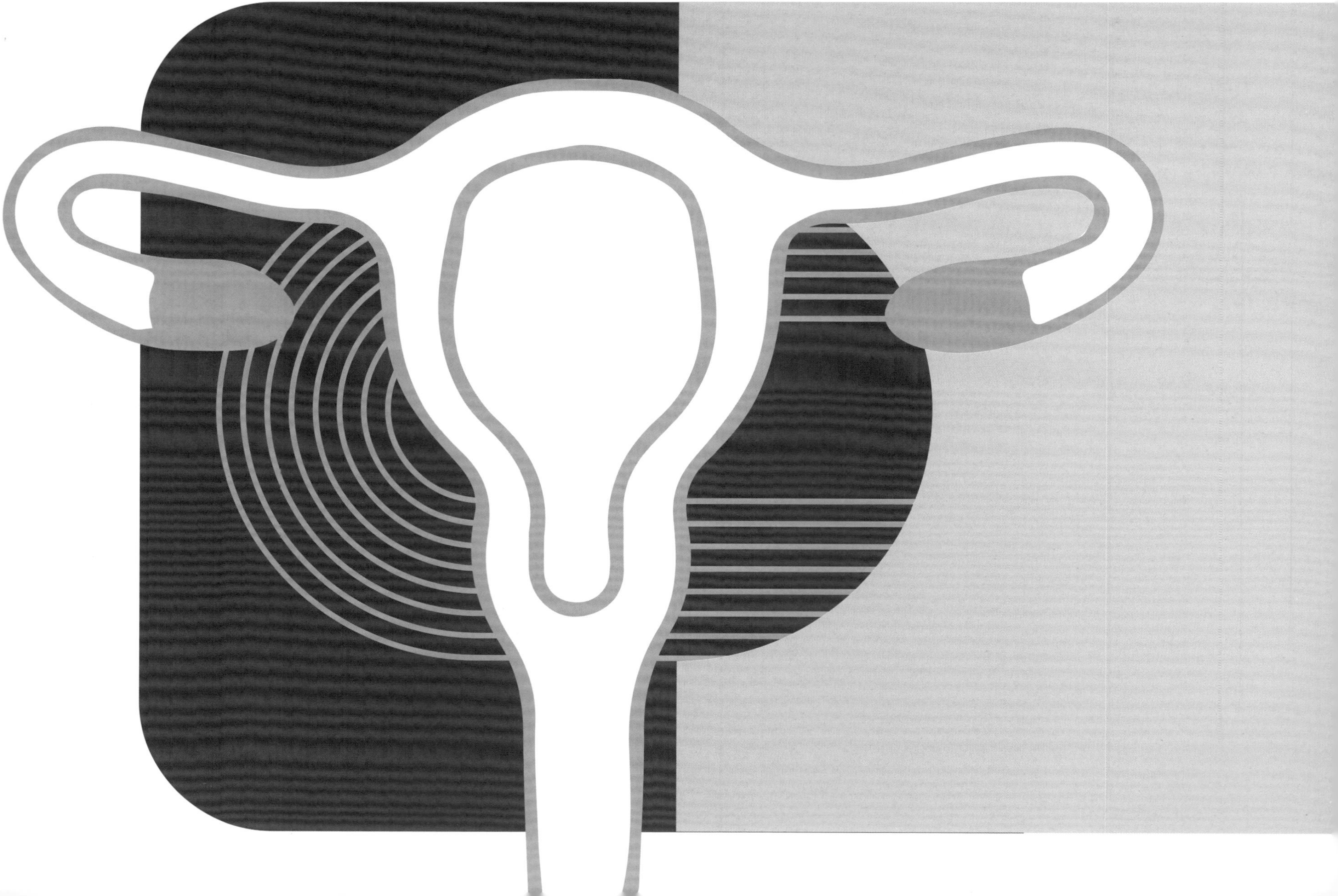

第一篇

病毒篇

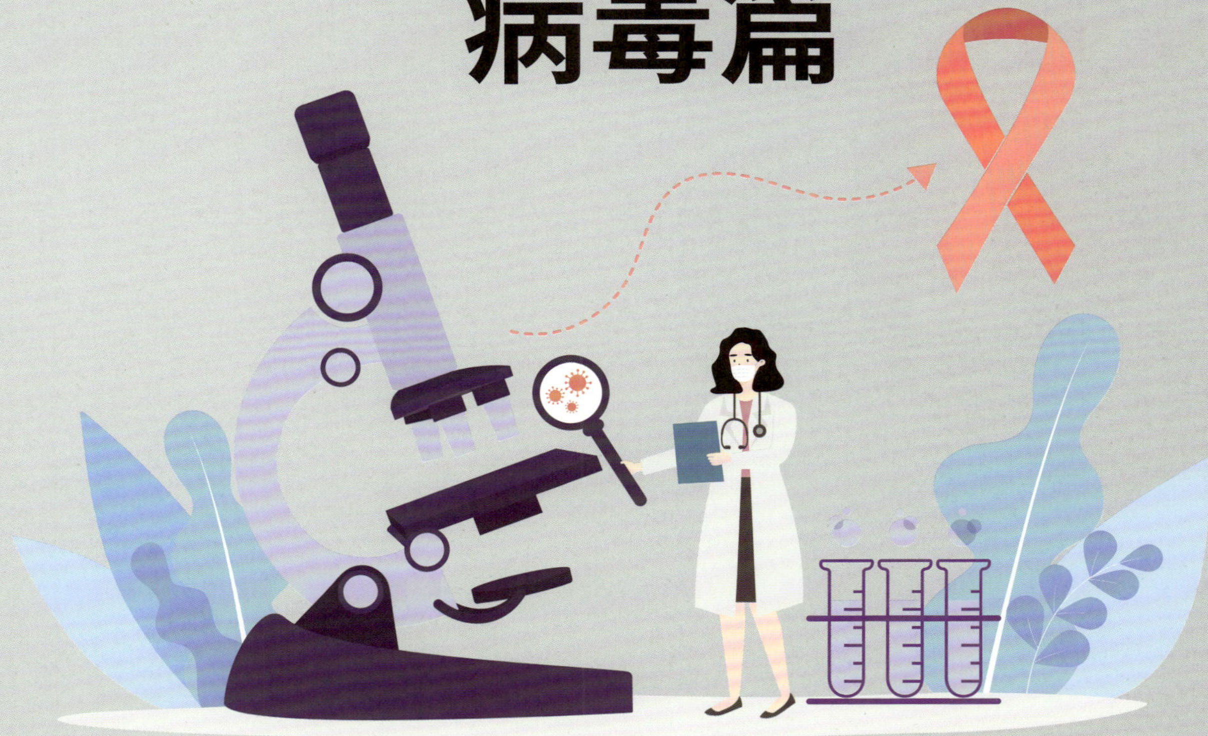

1 HPV

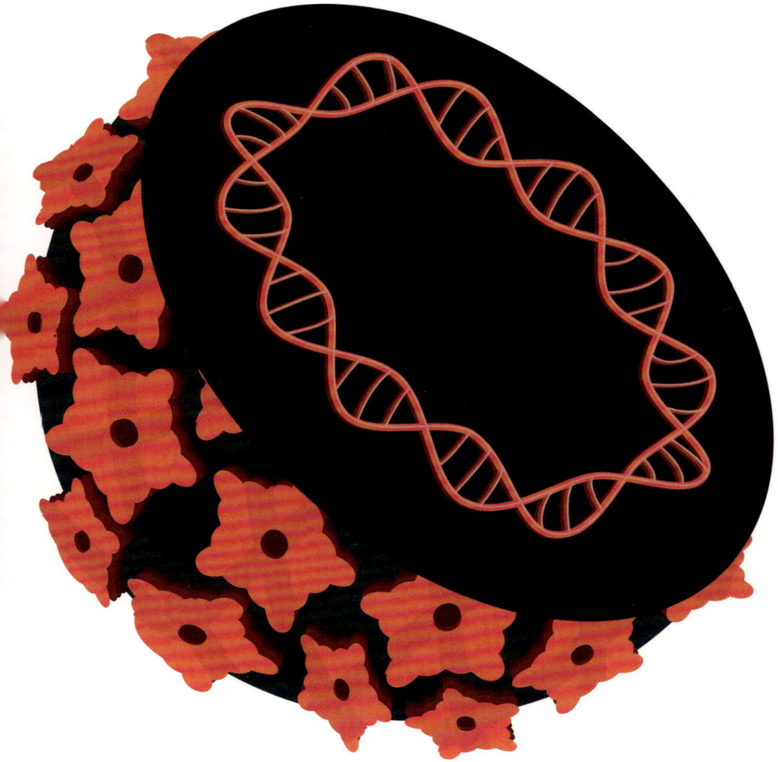

HPV的身份档案

众所周知，宫颈癌是目前威胁女性健康的一大疾病，而感染HPV是引发宫颈癌的主要原因。HPV究竟是什么呢？

HPV 档案

学名：人乳头瘤病毒

英文名：human papilloma virus

类型：乳多空病毒科，乳头瘤病毒属

特征：球形、微小、没有包膜的环状双链DNA病毒

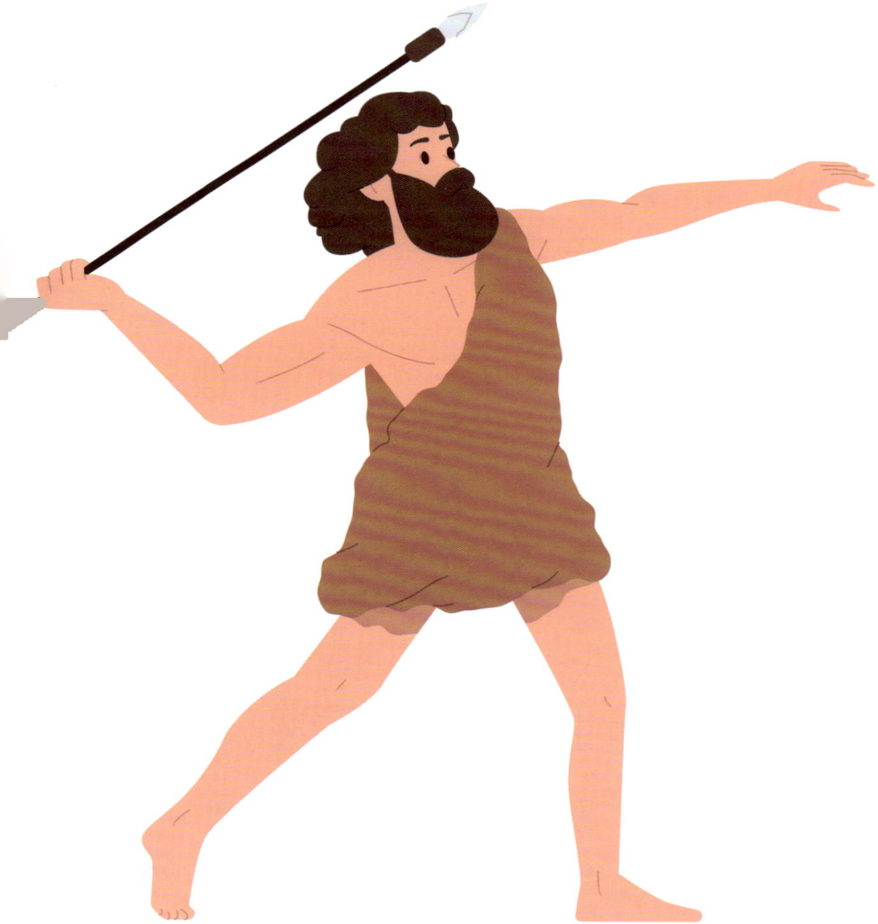

HPV是一类古老的病毒，鱼类和哺乳动物都是它们首选的宿主。科学家估计，古人类也饱受HPV祖先的困扰。作为一种极具“上进心”的病毒，HPV与宿主共同进化了数百万年。

人乳头瘤病毒喜欢“侵略”上皮细胞，皮肤和黏膜是它们最心爱的“领地”。因此，它们侵入人体后主要引起人类的皮肤和黏膜发生增殖性病变，感染后的症状主要表现为寻常疣和生殖器疣等。

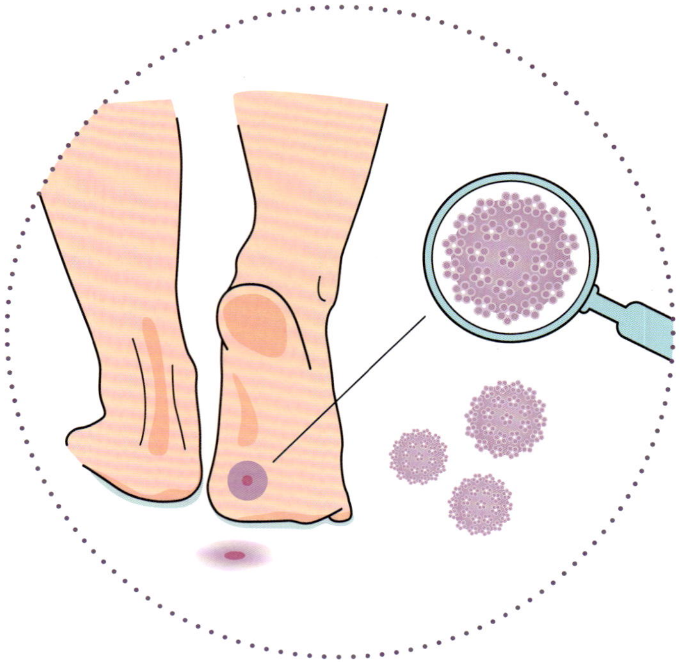

HPV的发现之旅

对人类健康造成如此大威胁的病毒是怎样被发现的呢？

我们已经知道，感染HPV的主要症状就是“疣”的出现。自希波克拉底时代起，“疣”就已为人们所描述。

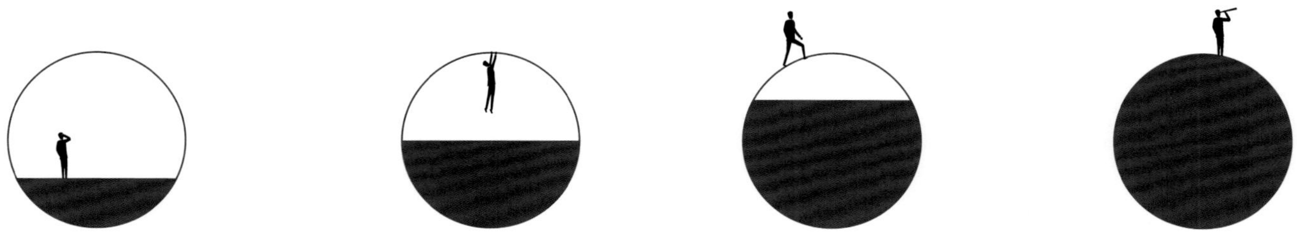

1907年

朱塞佩·齐福利用疣的提取物，成功证实了疣的产生与病毒感染之间的联系。这一发现为后来的HPV研究奠定了基础。

HPV从病变中被分离出来

研究人员注意到，某些不同的皮肤病变具有相似的组织学特征，这表明这些皮肤病变可能由同类型的病毒所导致。

1976年

哈拉尔德·祖尔·豪森提出了宫颈癌与HPV感染之间的关联假设，这一假设成为新的研究方向。

后来的数十年间

学者们致力于HPV感染人类生殖器的研究，并最终发现了导致宫颈癌的HPV类型。

HPV病毒的“分身”

目前，已知的HPV分型有200多种。按感染部位的不同可以分为感染皮肤的HPV类型和感染黏膜的HPV类型。

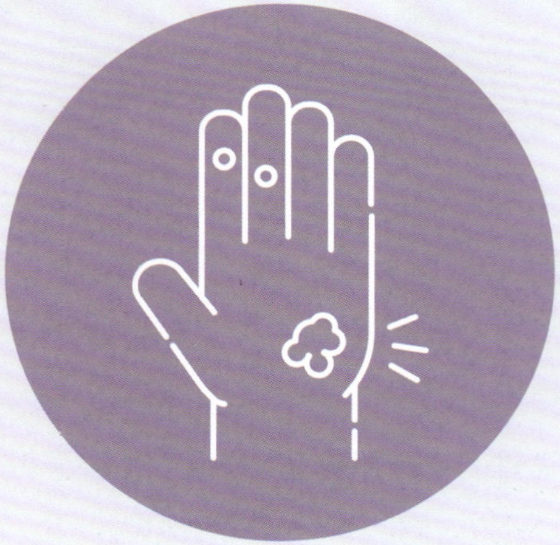

感染皮肤的HPV类型

感染皮肤的HPV类型又分为低危型和高危型。

低危型包括HPV 1、 HPV 2 、HPV 3 、HPV 4、HPV 7、 HPV 12及HPV 15等，这些分型通常与寻常疣、扁平疣及趾疣等相关。

高危型包括HPV 5、HPV 8、HPV 14、HPV 17、HPV 20、HPV 36等，持续感染这些高危型的病毒可能导致外阴癌、阴茎癌、肛门癌、前列腺癌、膀胱癌等。

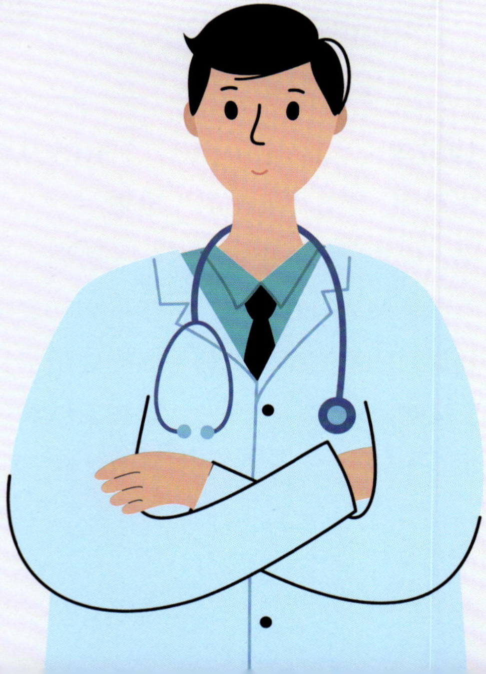

感染黏膜的 HPV 类型

感染黏膜的HPV类型同样分为低危型和高危型。

低危型包括HPV 6、HPV 11、HPV 13、HPV 32、HPV 40、HPV 43、HPV 44等，这些分型多与生殖器尖锐湿疣、肛门周围尖锐湿疣，以及口咽部感染或食道黏膜感染引起的疣状病变有关。

高危型包括HPV 16、HPV 18、HPV 30、HPV 31、HPV 33、HPV 35、HPV 52、HPV 53等，这些分型与宫颈癌发病有关，还可能与直肠癌、口腔癌、扁桃体癌等发病有关。其中，HPV 16和HPV 18最为“凶恶”，70%～80%的宫颈癌由感染这两种分型所致。

其他划分类型

HPV 16、HPV 18、HPV 31、HPV 33、HPV 35、HPV 39、HPV 45、HPV 51、HPV 52、HPV 56、HPV 58、HPV 59、HPV 68被列为高危型（共13种）。

HPV 26、HPV 53、HPV 66、HPV 73、HPV 82被列为中危型（共5种）。

HPV 6、HPV 11、HPV 40、HPV 42、HPV 43、HPV 44、HPV 54、HPV 61、HPV 70、HPV 72、HPV 81、HPV 89（共12种）被列为低危型。低危型HPV可引起皮肤疣与尖锐湿疣等良性疾病，通常不会导致宫颈癌。

HPV感染者的年龄分布特征

在我国，女性HPV感染者年龄呈现“双峰状”分布（“U”形分布）。我国女性的第一个HPV感染高峰期出现在20～25岁，第二个感染高峰期出现在40～50岁。是什么原因导致女性感染者的“双峰状”年龄分布呢？

第一个高峰期（20～25岁）：可能与初次性生活和性生活的频次有关。

第二个高峰期（40～50岁）：女性在进入更年期之后，激素水平逐渐降低，免疫功能受损，导致免疫系统对病毒的清除能力被削弱。

男性HPV高危型和低危型感染的高峰期均出现在20～29岁。这可能与初次性生活、性生活的频次、免疫功能受损及无保护意识性行为对生殖器黏膜造成损伤有关。

此外，不论男性还是女性，伴侣的改变也可能增加HPV感染的风险。

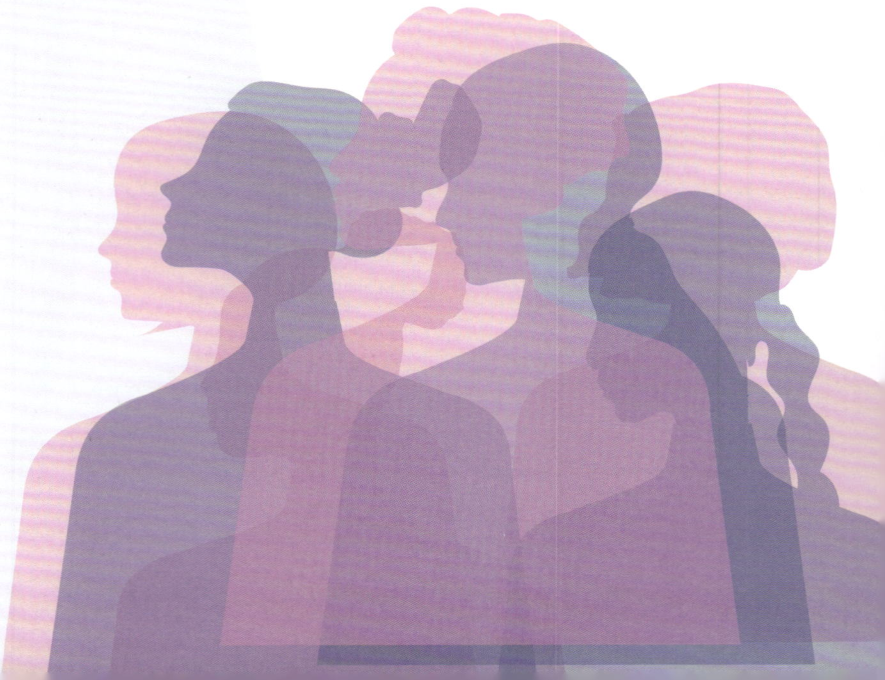

HPV

HPV高危型感染的地区分布特征

相关研究显示，我国不同地区的高危型HPV感染率也是不同的。北部地区女性高危型HPV感染率最高，而西北地区女性高危型HPV感染率最低。不同地区的年龄“双峰状”分布的显著程度也存在差异，比如中部和西部地区的“双峰状”现象就比东部地区明显。

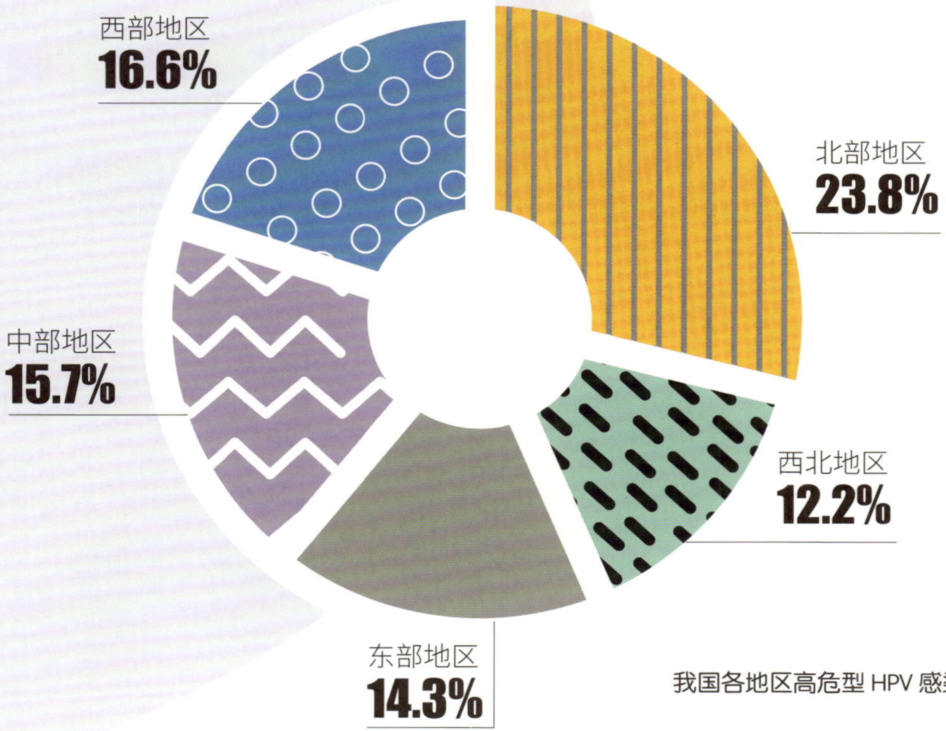

我国各地区高危型 HPV 感染率

HPV

不同高危型HPV所致的恶性肿瘤各不相同

HPV亚型众多，一般来说，HPV 16、HPV 18、HPV 31、HPV 33、HPV 45等导致的疾病会严重威胁人们的健康。

HPV 18

与HPV 16一样，HPV 18也是高危型HPV，且致癌率比较高，容易导致宫颈癌，多见于宫颈腺癌。如果该病毒感染肛门、阴道等部位，还可能引起肛门癌、阴道癌等其他恶性肿瘤。

HPV 16

这是最著名的高危型HPV之一，也是诱发宫颈癌的常见HPV类型之一。其自动转阴率低，患者容易出现持续感染，进而增加宫颈癌的发病风险。

HPV 31

HPV 31也属于高危型，虽然其致癌率比HPV 16型和HPV 18型低，但也不能忽视其危害。如果感染时间长，并伴有下腹部疼痛、阴道出血等症状，则可能是癌前病变或癌变的“信号”。

HPV 33

HPV 33包含“*E6*”“*E7*”两个癌基因，它们容易使细胞周期失控进而引起癌变。HPV 33 除会导致宫颈癌外，还可能引起直肠癌、口腔癌等。

HPV 45

HPV 45虽然同是高危型HPV，但其致癌率一般在5%以下。持续感染该类型病毒也是导致宫颈癌的因素。

HPV检查结果是阳性，我该怎么办

HPV检查结果呈现阳性，则说明感染了HPV。但HPV感染分为一过性感染和持续性感染。

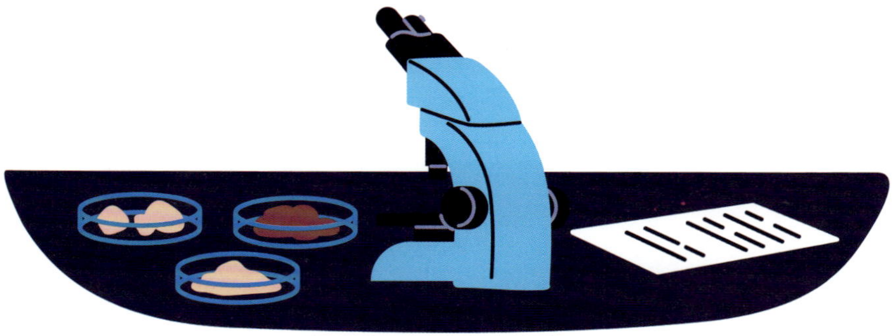

一过性感染

如果HPV检查结果显示阳性（+），但感染者没有出现相应的症状，而且在没有干预治疗的情况下自愈了，这就是一过性感染。这是因为当感染者自身的免疫力较强时，HPV在8～12个月之内就被人体的免疫系统清除，不会进展为持续性感染。

虽然HPV一过性感染的患者可能没有相关症状，针对这种情况一般也不需要治疗。但为了预防宫颈癌的发生，建议有性生活的女性每年进行HPV筛查和TCT检查。

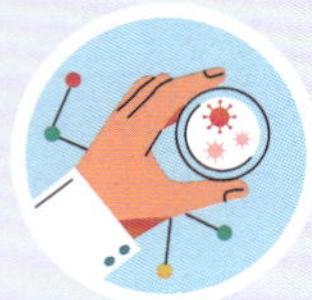

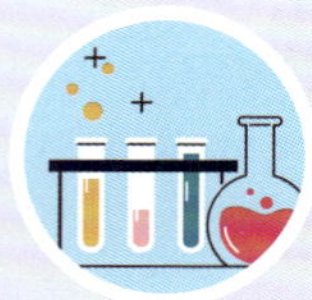

持续性感染

HPV持续性感染一般是指感染HPV至少两年仍没有转为阴性的情况。

如果是持续性感染，感染者需要定期复诊并接受治疗，否则HPV高危型有可能侵犯宫颈，导致宫颈出现癌前病变，甚至进展为宫颈癌。

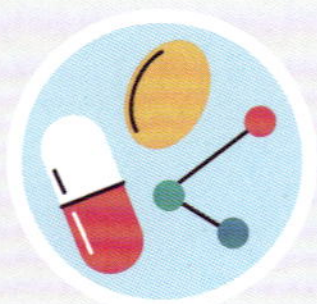

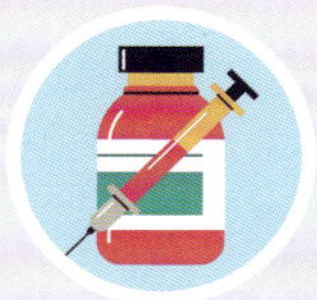

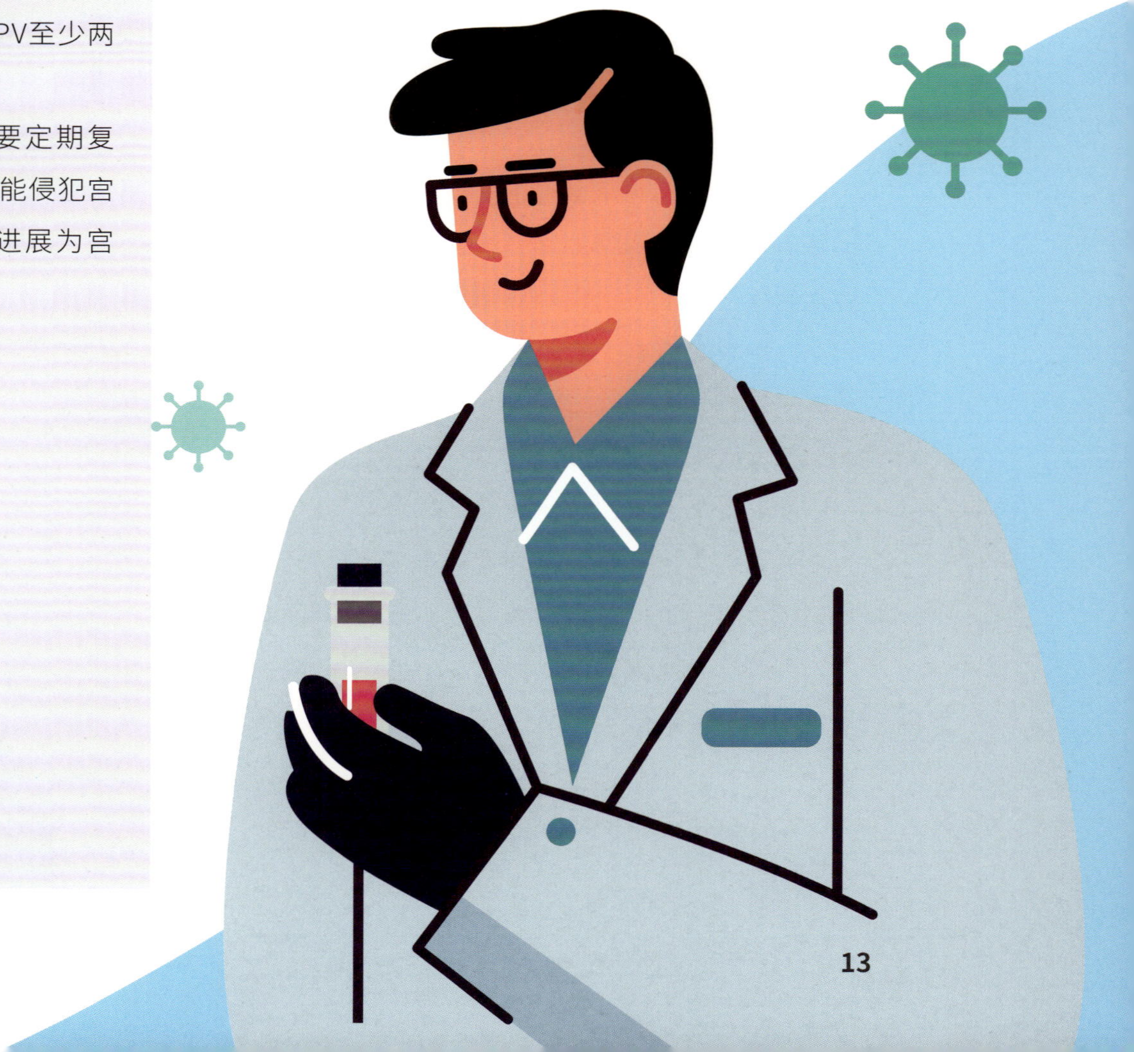

小知识

“我是Treg细胞，也就是调节性T细胞，我在免疫系统中扮演重要角色。人体免疫系统可不能少了我，如果少了我或是我的功能丧失，就会导致自身免疫性疾病”。

Treg细胞的作用是防止机体过度免疫应答。人体内Treg细胞水平越高，机体免疫应答反应的强度越弱。换句话说，如果把人体的免疫系统比作一辆行驶中的汽车，那么Treg细胞就是这辆汽车的刹车。刹车越用力，汽车的行驶速度就会放缓，甚至停止行进。

相关研究表明，HPV的持续性感染者和一过性感染者外周血中的Treg细胞水平不同，持续性感染者外周血中的Treg细胞水平比一过性感染者外周血内的Treg细胞水平高。

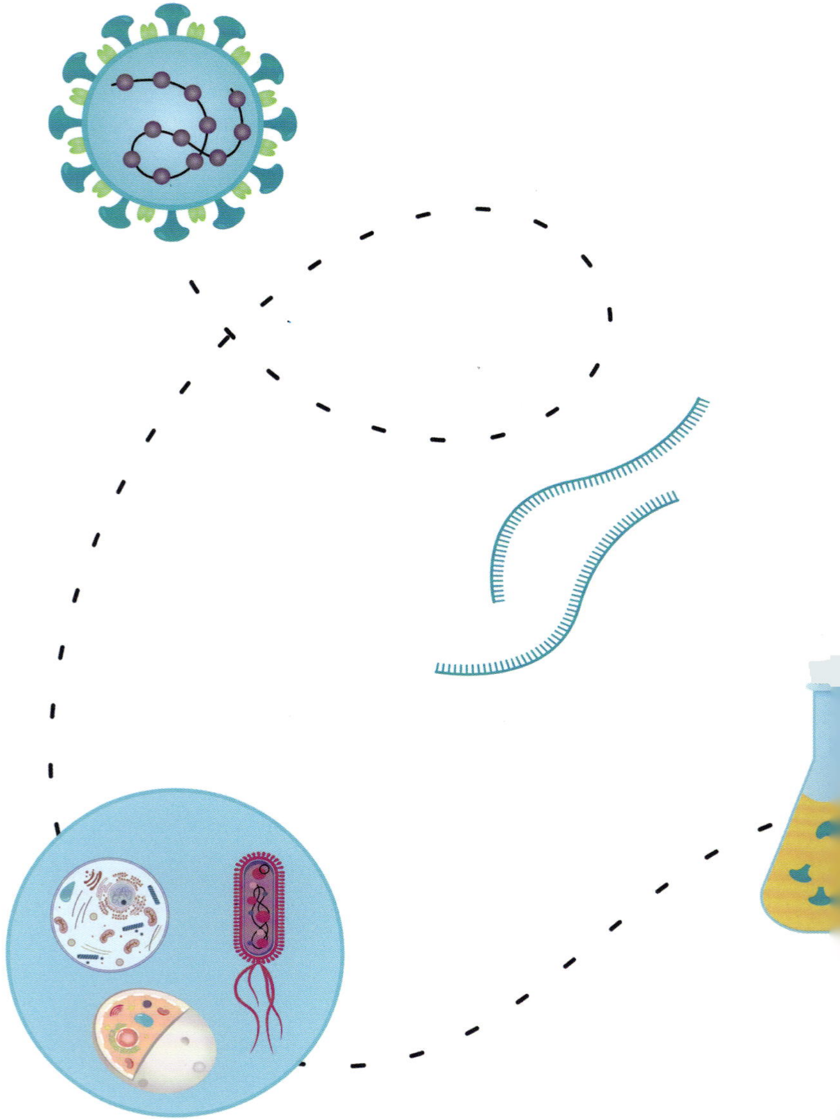

感染HPV后，身体会释放哪些“求救信号”

人的身体出现问题，一般都会发出“报警信号”，感染HPV也不例外。HPV非常“狡猾”，它总是悄无声息地让人感染，如果不能尽早发现并治疗，则有可能导致癌症。因此，我们需要了解感染HPV后身体发出的“信号”。

第一，白带出现异常。白带出现红血丝或呈水样状，甚至伴随腥臭味。

第二，身上长出疣体。感染HPV后，皮肤表面或体内可能会长出疣体。这些疣体在初期会“伪装”成痣的样子，呈现小肉芽状，但这些“痣”可导致瘙痒，甚至发生糜烂。

第三，阴道异常出血。女性在非生理期，尤其是性行为后阴道有出血的现象，说明病毒已经在人体内“作威作福”。

第四，生殖器官病变。感染HPV后，阴道出现瘙痒甚至疼痛的症状，还可能长出菜花样肿物。

第五，下腹部出现不明原因疼痛，还可能伴随尿频、尿急等症状。

第六，不明原因的皮肤瘙痒。病毒随血液循环影响全身，可引起皮肤发痒等症状。

需要注意的是，以上症状是能够明显感觉到的，但部分HPV感染者很可能没有出现上述症状。因此，有性生活的女性应当定期进行HPV筛查和TCT检查。

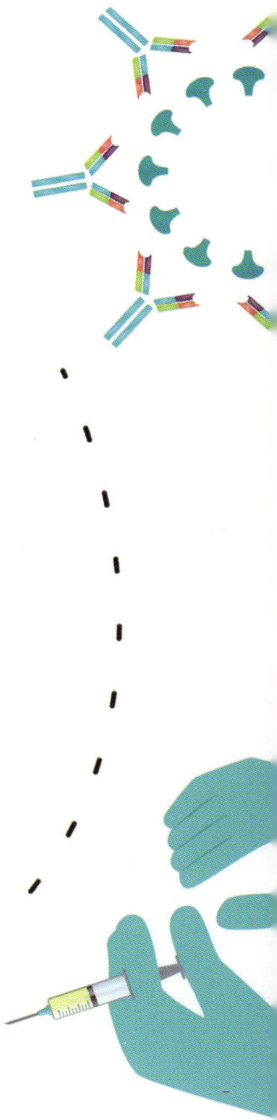

“假阳性”与“假阴性”

“假阳性”——小概率事件

HPV假阳性是指本身没有感染HPV，但HPV筛查结果显示HPV呈阳性的情况。HPV筛查准确性还是比较高的，一般情况下不会出现假阳性。但所有的检测都不能保证100%的敏感度和特异度，加之检测的样品被污染或检测程序不规范而导致误差，也可能出现假阳性。

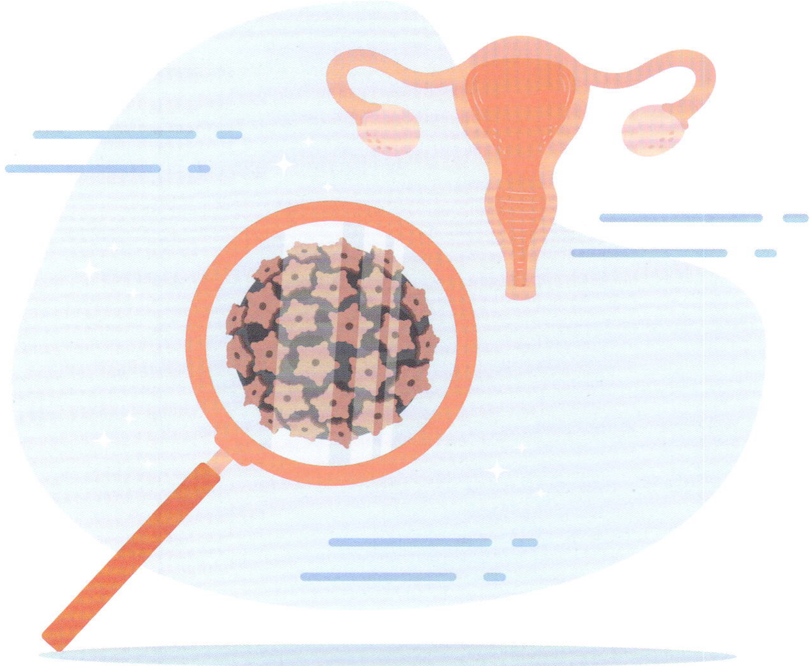

“假阴性”——后果更严重

相比“假阳性”，“假阴性”的后果更严重。假阴性的结果会导致感染者错过最佳治疗期！

为什么会出现假阴性的情况呢？有以下几个原因。

第一，HPV感染有一定的潜伏期，一般是3周至8个月。在潜伏期，HPV的基因表达处于沉默状态，现有的检测方法无法检测到它的踪迹，从而导致检测结果为假阴性。

第二，患者有一过性感染，虽通过自身免疫系统的努力将病毒清除，HPV检测结果也会出现假阴性。

第三，宫颈闭锁会影响HPV的检测效率。存在宫颈闭锁情况的女性做HPV检测出现假阴性结果的概率较高。

第四，宫颈癌的发生通常与高危型HPV感染有关，但也有个别宫颈癌病例为低危型HPV感染所致，而HPV检测通常针对高危型HPV，所以也会出现假阴性的结果。

HPV会“荼毒”身体的哪些部位？

对于HPV，男性和女性感染的部位不完全一样。

对于女性而言，HPV感染部位常见于外阴、阴道、宫颈、肛门周围、肛管内、尿道口等。

对于男性而言，HPV感染部位则常见于外阴、阴茎、睾丸表面、尿道口、肛门周围、肛管内等。

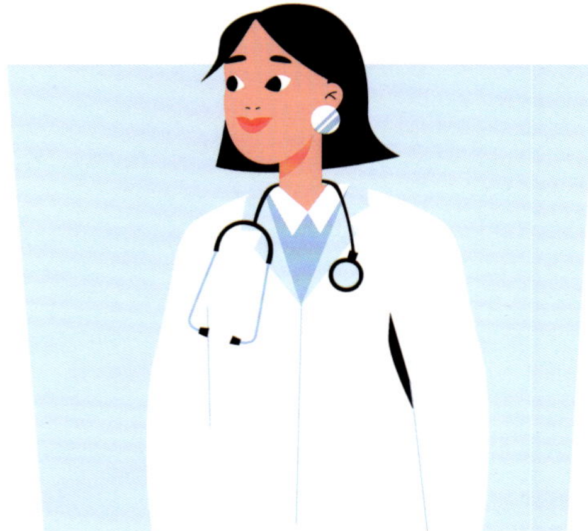

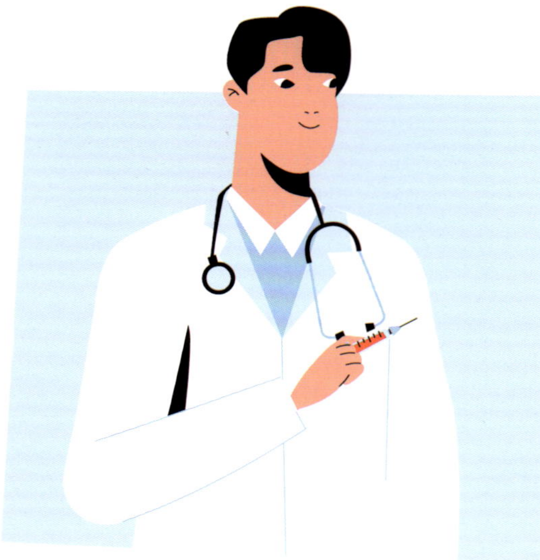

感染HPV后，感染者身上通常都会长出疣体。疣多发生于手、足等部位，而颜面部、颈部及口腔内也会出现丝状疣、扁平疣，在生殖器周围最容易发生的是尖锐湿疣。

HPV的“谋生之路”

我们都知道，病毒离开它赖以生存的宿主就无法生存下去，HPV也不例外。也就是说，HPV是一个彻头彻尾的“寄生虫”。这个“寄生虫”是通过哪些途径“寄生”到人体内的呢?

第一，不洁性行为。HPV通过性传播，若同时有多个性伴侣，那么发生HPV感染的概率会大大增加。此外，男男性行为者的HPV感染率非常高。

第二，接触不洁的公共卫生用品（包括直接接触或间接接触），如未消毒的公共马桶坐垫、浴巾等物品，都会增加感染风险。HPV感染者使用过的用品上可能有病毒残留，如未经严格消毒，那么下一个使用者就很可能被感染。

第三，免疫力低下。如果机体免疫力差，经常熬夜、生活不规律，或合并有其他疾病（如艾滋病、糖尿病等），感染HPV的风险也会增加。

第四，医源性感染。医务人员在为患者治疗的时候，如果防护措施不够完备就可能造成自身的感染。

第五，母婴传播。产妇感染HPV后，HPV病毒会埋藏在阴道壁上。分娩时，婴儿与产道密切接触，可能感染HPV，出现咽喉部乳头状瘤。

只有了解HPV的感染途径，我们才能在生活中有效远离HPV这个“狡猾”的病毒。

有人认为没有性生活就不会感染HPV，这是错误的认知！性传播不是HPV的唯一传播方式，没有性行为也可能感染HPV。

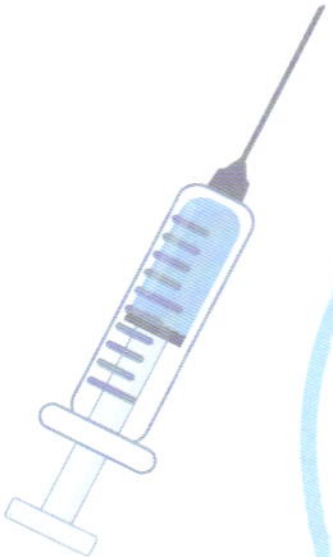

简言之，HPV易感因素包括：

- 性生活频繁、有多个性伴侣或进行无保护性行为。
- 有免疫功能障碍疾病，如人类免疫缺陷病毒（HIV）的携带者或艾滋病患者。
- 男男性行为（MSM）。
- 配偶HPV抗体呈阳性。
- 长期吸烟。
- 生活不规律、经常熬夜。
- 免疫力低下。
- 母婴传播。
- 接触不洁卫生用品，如HPV感染者使用过的浴巾、马桶坐垫等。

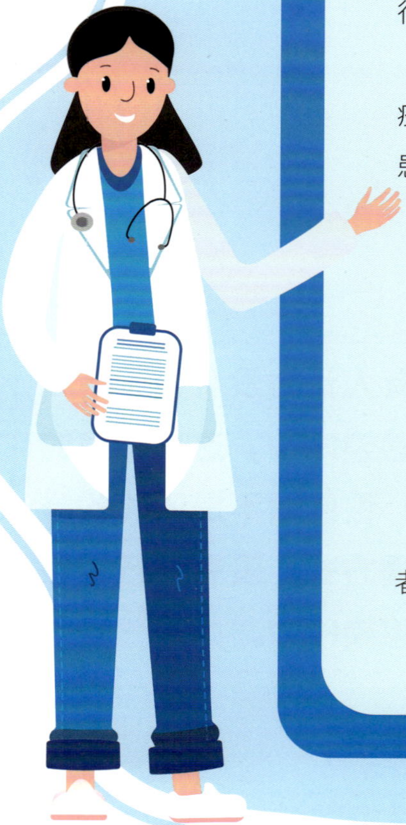

HPV感染者的不同命运

HPV感染在临床上分为低危型HPV感染和高危型HPV感染。

感染低危型HPV（如HPV 6、HPV 11感染）一般不会致命，但会引起生殖道的尖锐湿疣，需要及时接受治疗，治疗期间性生活时应采取保护性措施。

高危型HPV如果持续感染宫颈上皮，感染者又没有定期接受宫颈癌筛查，有可能导致宫颈癌，而宫颈癌致死率较高。

有数据显示，大概有80%的女性曾经接触或感染过HPV病毒。但感染HPV和发生病变之间不能画等号！

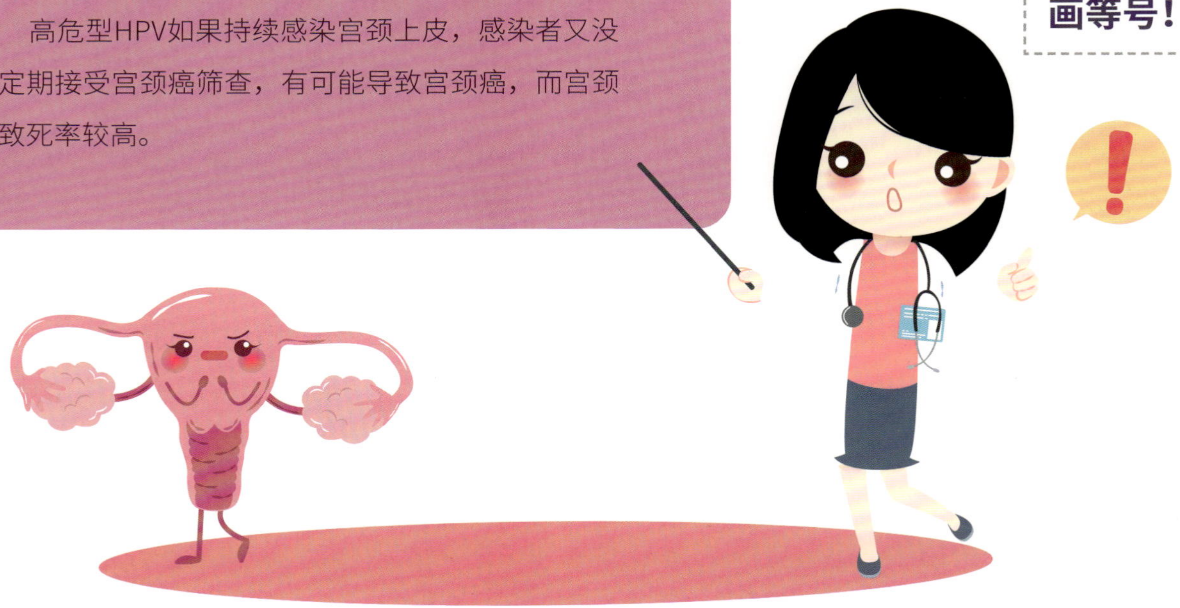

在感染HPV之后，人体的免疫系统会对HPV进行清除，因此绝大多数HPV感染是一过性的。只有少数人发生HPV持续性感染，进而发生病变。从感染到发生病变的过程需要较长的时间，所以在这段时间内是完全有机会阻止病变发生的。

虽然感染HPV并不意味着患宫颈癌，但毕竟增加了患宫颈癌的风险，所以一旦感染高危型HPV，应进一步诊治，必要时做阴道镜检查或宫颈活检，以排除宫颈病变。一旦发现病变，应及时处理，杜绝宫颈癌的发生。

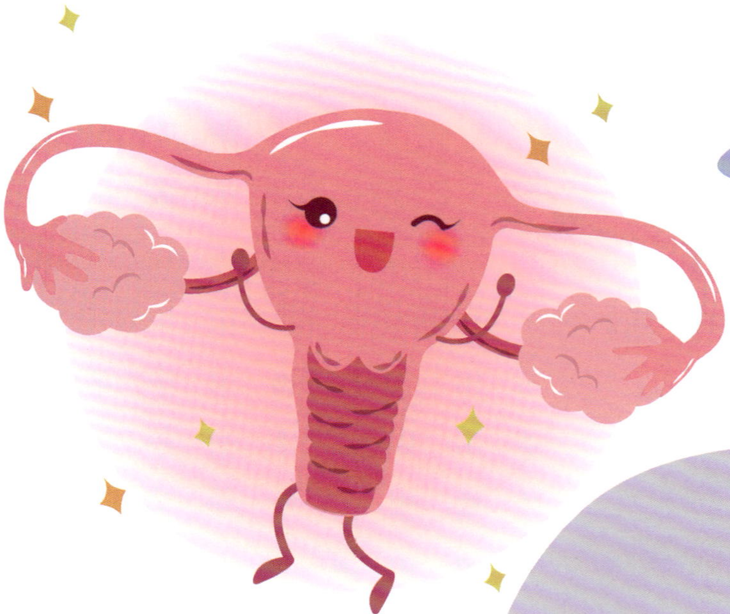

HPV感染人体后的命运

超过70%的女性在一生中会感染HPV。HPV感染人体后，其命运会如何呢？

命运一：无处容身。大部分情况下，HPV会被机体的免疫系统清除。

命运二：成功寄生。有约10%的HPV感染可发展为持续性感染。如果发生持续性感染，病毒基因会进入宿主细胞中，使得*E6*与*E7*等致癌基因被激活，在宿主细胞的作用下转录出大量的mRNA，并进行相关致癌蛋白的表达。这种情况使感染者患宫颈癌的概率增加许多。

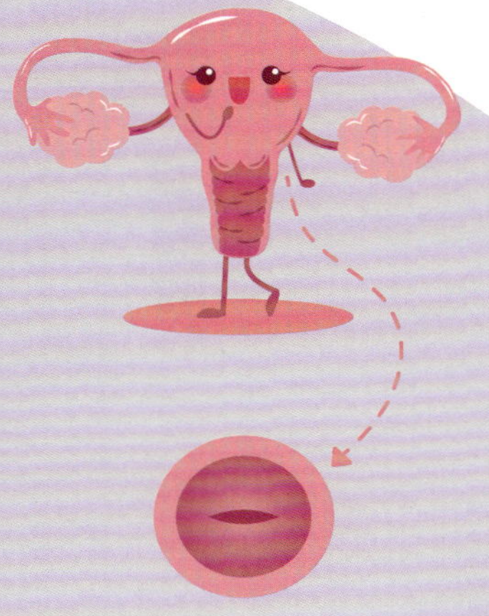

命运一

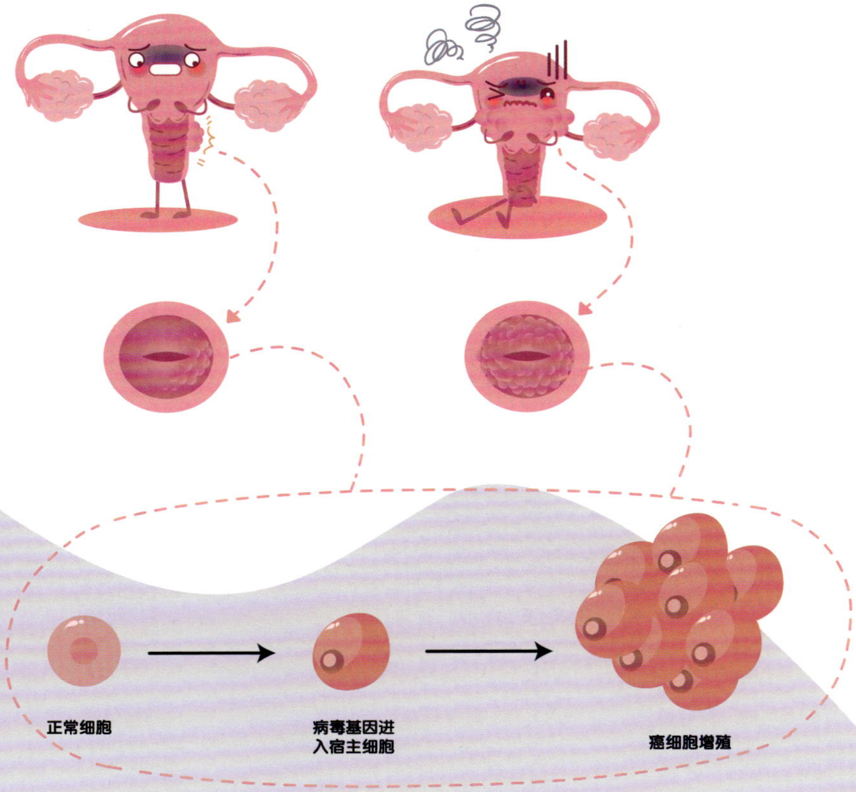

命运二

感染HPV可以自愈是真的吗

如果机体的免疫功能正常，大部分HPV感染者都可以自愈。

HPV病毒在自然界中广泛存在，大部分女性可能感染过HPV而不自知。当机体感染HPV时，免疫系统会做出反应，展开防御并清除HPV。有些HPV病毒入侵人体后，还来不及使人出现临床症状就已经被清除了，所以大部分HPV感染者是一过性感染。

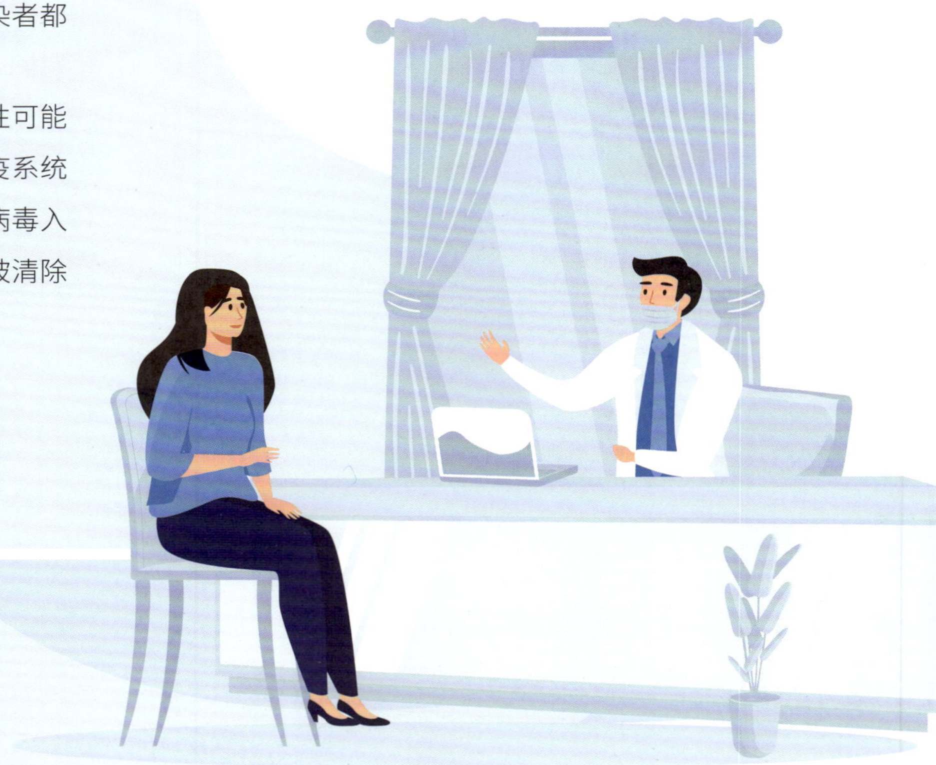

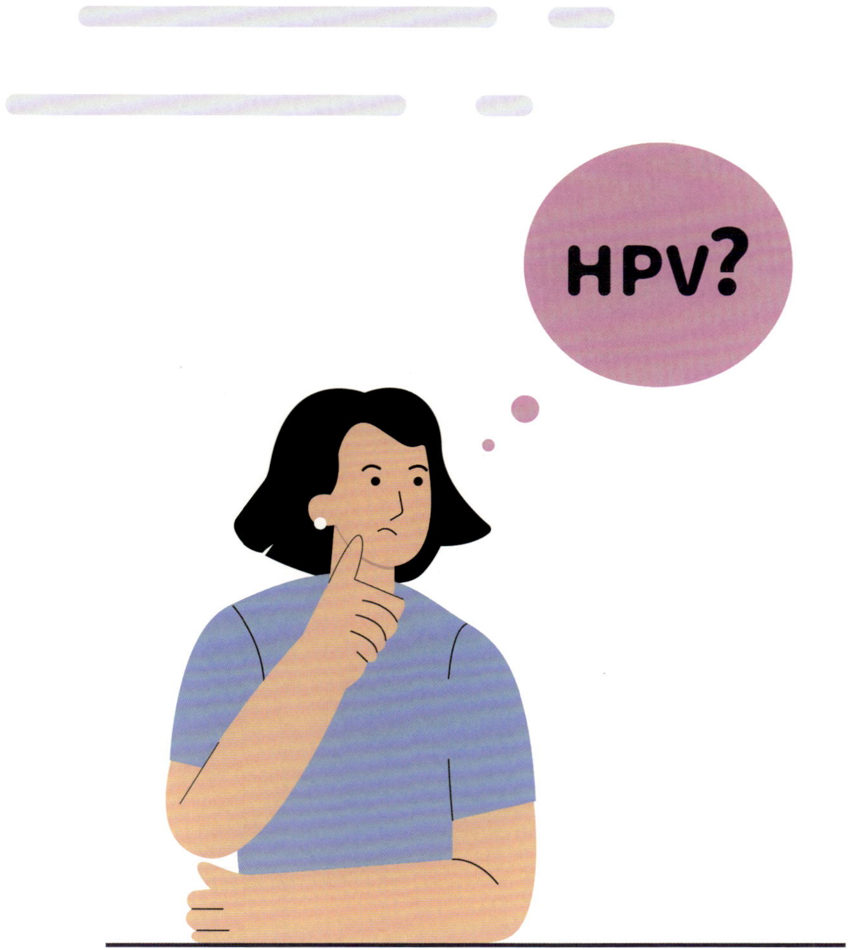

HPV

HPV感染的潜伏期有多久？潜伏期存在个体差异吗

HPV的潜伏期一般为3周至8个月，平均约3个月。因为感染者性别和体质不同，HPV的潜伏期也有所差异。如果感到不适，说明已经感染HPV一段时间了，应尽快前往医院就诊，以免病情恶化。

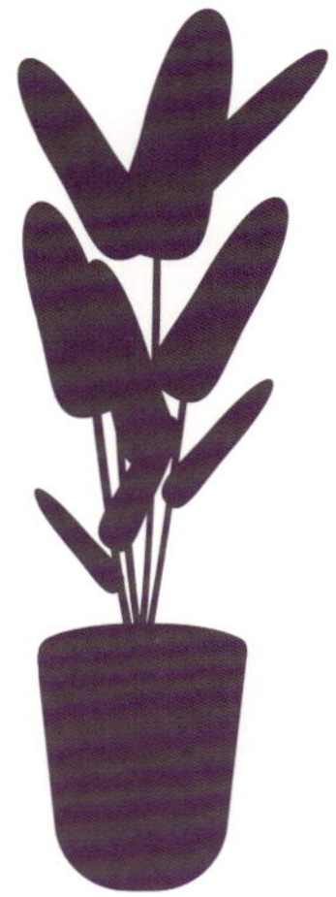

低危型HPV和高危型HPV，全都不好惹

感染HPV后病情的严重程度不是单纯由病毒类型（低危型或高危型）决定的，还需要根据具体临床症状来判断。

如果HPV感染者没有任何症状，如没有出现宫颈病变，生殖器周围也没有尖锐湿疣等，那不论感染的是高危型HPV还是低危型HPV，情况都不算严重，一般不需要治疗，定期复查就行。

持续感染高危型HPV有可能导致宫颈出现癌前病变甚至癌变。感染低危型HPV有可能导致生殖器官（比如外阴、阴道）长尖锐湿疣，也需要积极治疗。所以，不论是感染高危型HPV还是低危型HPV，一旦因感染导致病变发生，都要引起重视，并积极干预，接受治疗。

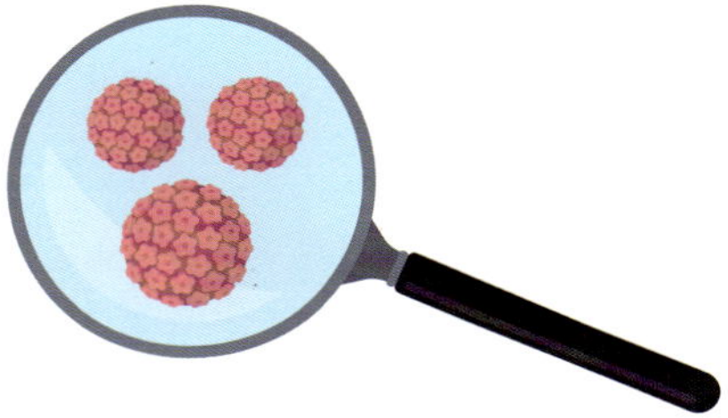

小知识

高危型、低危型，这个“危”到底是什么意思？

其实，这是一个“肿瘤化倾向”的概念。也就是说，“危”表示病毒感染导致癌变的风险。顾名思义，“高危”就是癌变的风险比较高，“低危”则说明癌变风险相对低一些。但需要注意的是，“高危”不代表一定会转化成癌症，“低危”也不代表一定不会转化成癌症。不论是“高危”还是“低危”，都有癌变的可能。

由此可见，感染低危型 HPV 并不意味着比感染高危型 HPV 更容易治疗。

2 没错，HPV“男女通吃”

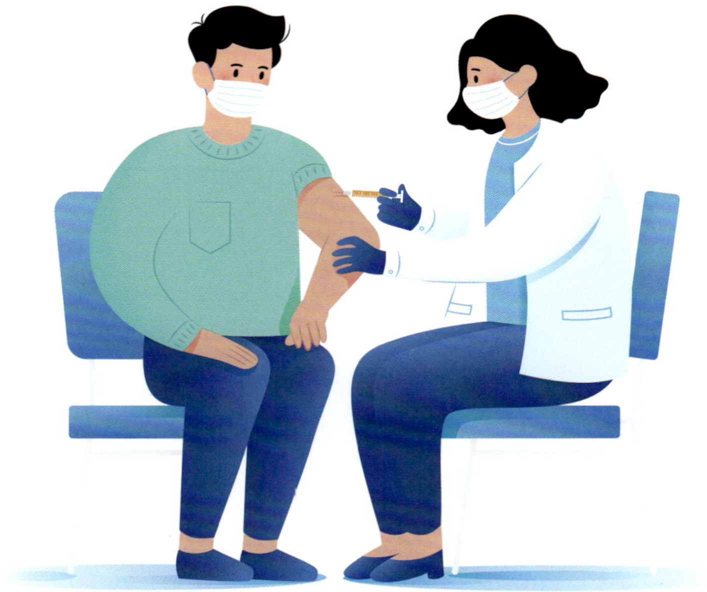

有什么方法能帮助男性预防HPV感染吗？

当然有。通过接种疫苗，男性同样可以达到预防感染特定类型HPV的目的。所以，树立正确的健康观念，积极接种疫苗，才是避免感染的基本措施。

HPV

HPV并非只钟情于女性

男性也会感染 HPV

说到HPV感染，人们一般都会想到宫颈癌，便想当然地认为只有女性才会感染HPV。但事实并非如此，男性也会感染HPV，只是相对女性而言，男性感染HPV的致病性没有那么严重。

世界卫生组织（WHO）发文指出，全球约1/3的男性感染过HPV。虽然大多数男性感染HPV都是无症状的、一过性的，但持续感染仍然会引起外生殖器疣和阴茎癌等疾病，还会降低胚胎的着床率，造成生育问题。

男性、女性感染的 HPV 亚型

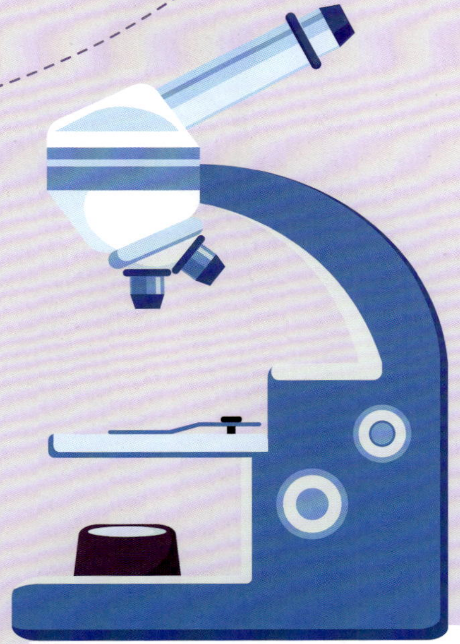

男性感染HPV的常见亚型有HPV 16、HPV 18、HPV 45、HPV 52、HPV 59。

女性感染HPV的常见亚型为HPV 52、HPV 16、HPV 58、HPV 33、HPV 18。

我们可以发现，男性和女性感染的HPV常见亚型并不完全相同。

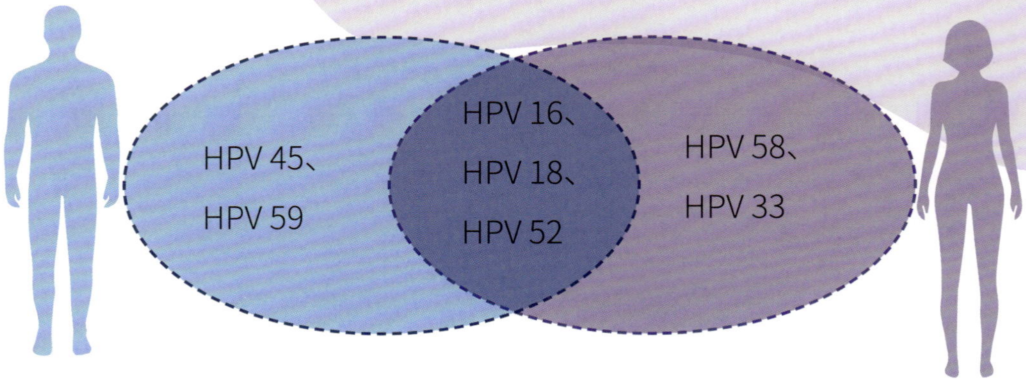

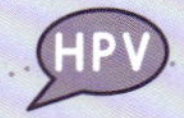

男性HPV感染者的特点

男性感染 HPV 后的症状

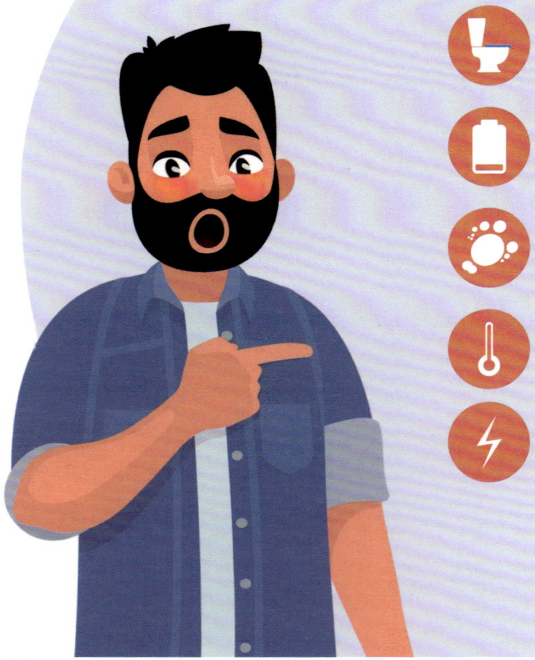

男性感染HPV后常有以下表现：

- 皮肤出现良性疣体。由于感染HPV类型的不同，感染者可能会出现扁平疣、寻常疣等。
- 局部瘙痒。HPV感染者会阴部可能出现异物感、瘙痒等症状。
- 灼痛。HPV易感染包皮、尿道口、肛门等部位，可能会引起尖锐湿疣，导致分泌物增多，出现发热、灼痛等症状。

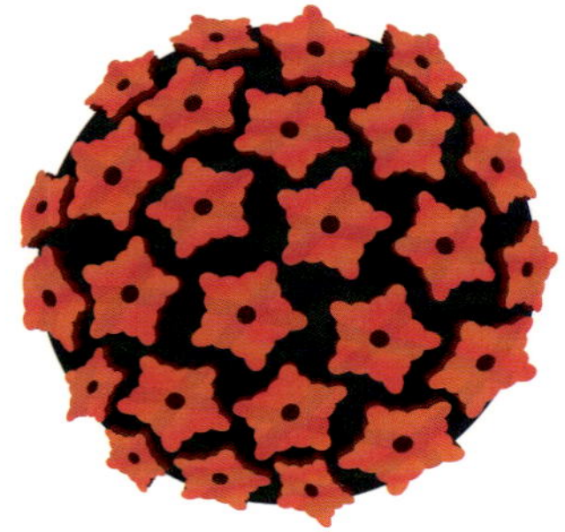

男性感染 HPV 后易患哪些疾病

● 皮肤高危型HPV感染者可能罹患恶性肿瘤。如长期感染HPV 5、HPV 8、HPV 14等高危型HPV可能诱发阴茎癌等恶性肿瘤。

● 黏膜低危型HPV感染者可能遭遇尖锐湿疣。如感染HPV 6这种低危型病毒，生殖器周围可能出现伞状赘生物，并会通过性行为传染给伴侣。

● 皮肤低危型HPV感染者可能出现皮肤疾病。HPV 2、HPV 4等低危型病毒感染者可能出现寻常疣、扁平疣等皮肤疾病。

● 前列腺炎。感染HPV后如果没有及时治疗，可能导致病毒逆行感染，从而累及前列腺部位，引发前列腺炎。

女性HPV感染者的特点

女性感染 HPV 后的症状

●白带增多、有异味。宫颈病变会使白带突然增多，呈水样、米汤状，有时会夹杂血丝，颜色发黄、发绿，并伴有腥臭味。

●非经期出血。接触性出血是宫颈病变最明显的信号之一，主要表现为同房出血或用力排便出血。

●月经改变。月经次数变多并且淋漓不尽不一定是月经不调所致，也有可能是宫颈病变引起的。

●尿频、尿急。除了宫颈，病变若累及邻近器官，如膀胱，就会导致尿频、尿急的症状。

●绝经后出血。如果绝经几年后突然流血，这往往不是月经返潮，而可能是宫颈癌的前兆。

●下腹痛、腰背痛。病变导致的下腹痛与腰背痛往往吃了镇痛药也难以缓解，和疲累过度导致的酸痛有明显差别，用手按压病灶处痛感会增强。

●尖锐湿疣。低危型HPV感染者，宫颈口可能长出尖锐湿疣。初期可能是淡红色的小片丘疹，之后发展成菜花状、乳头状的疣体。

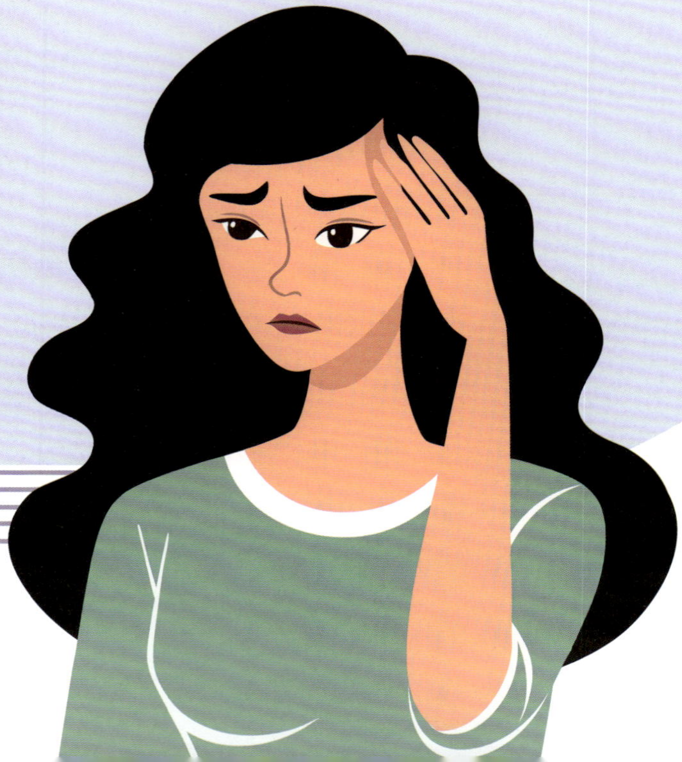

女性感染 HPV 后易患哪些疾病

●癌症。HPV感染会引起细胞病变，如宫颈上皮内瘤变，若不及时治疗可导致多种癌症，如宫颈癌、阴道癌、外阴癌和肛门癌等。

●各种疣体。HPV感染会引起尖锐湿疣、扁平疣、寻常疣等疣体，并可引起鲍恩样丘疹病等良性病变。

为什么女性比男性更易感染 HPV

●女性生殖器内外的腺体、隐窝、皱褶较多，环境较潮湿，为HPV提供了适宜的生存环境。

●性生活中使用避孕套可以降低病毒感染的风险，但质量不合格的避孕套可能发生破损或滑脱，失去保护的作用。

●女性在性兴奋时子宫收缩可使HPV上行，从而感染子宫和输卵管。

●月经期间子宫内膜受损，如果在此期间行性生活更易造成HPV感染。

●人工流产会使宫颈和子宫内膜受损，且此期间女性免疫力下降，让HPV有可乘之机。

HPV感染的特点

	女性	男性
常见感染亚型	HPV 52、HPV 16、HPV 58、 HPV 33、HPV18	HPV 16、HPV 18、HPV 45、 HPV 52、HPV 59
感染HPV后症状	白带增多、伴异味 非经期，尤其是同房后出血 月经量变多 尿频尿急 绝经后出血 下腹痛、腰背痛 宫颈处尖锐湿疣	皮肤出现良性疣体 局部瘙痒 灼痛 尖锐湿疣
感染HPV后所患疾病	癌症 各种疣体 其他症状	恶性肿瘤 尖锐湿疣等皮肤病 前列腺炎
感染高峰期	第一个高峰期（20～25岁） 第二个高峰期（40～45岁）	20～29岁

HPV

判断男性是否感染了HPV并不容易

男性是 HPV 的主要传播者

众所周知，HPV主要通过性行为传播，无论是男性还是女性都会被感染。HPV疫苗之父哈拉尔德·楚尔·豪森曾表示，男性虽然不会患宫颈癌，却是HPV的主要传播者。所以，判断男性是否感染了HPV病毒对阻断HPV的传播而言十分重要，但是这并不是一件容易的事。

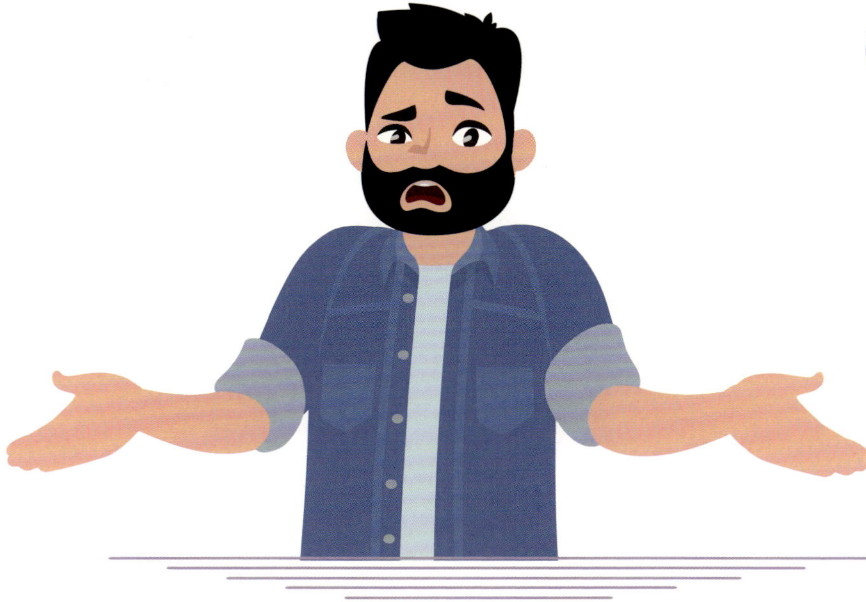

沉默的感染者

男性感染HPV后一般有两种情况，沉默的感染者是第一种情况。此类感染者虽然携带病毒，但没有出现任何症状和不适。这种情况最为常见，也是最危险的。因为对自己携带病毒的事实毫不知情，这些感染者会在不知不觉中将病毒传染给自己的伴侣，甚至祸及共用某些物品（如马桶座、浴巾等）的人。

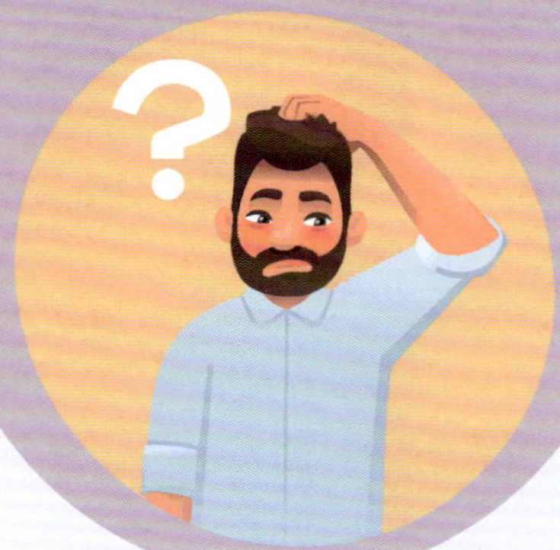

急需治疗的感染者

第二种情况是急需治疗的感染者。感染者已经有明显的病变表现，如在生殖器、肛门和外阴皮肤黏膜上有赘生物，或在包皮和龟头上长出了小肉芽、小肉赘。这些感染者需要尽快就医，接受治疗。

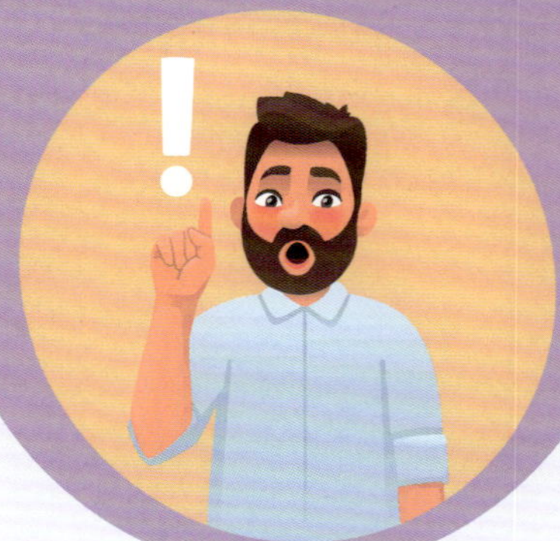

伴侣感染了HPV，我该怎么办

如果本人或伴侣被确诊为HPV感染，另一方应该进行HPV检测，且同房时应采取保护性措施。如果本人或伴侣尚未确诊感染HPV，但肛门、口腔、咽喉等部位发现异常（如长疣、出现肿块或感到疼痛等），应该及时就医。

由于部分机构不提供男性HPV检测，加之男性的样本采集难度较大（只能在尿道口和阴茎周围取到少量样本），所以目前男性的HPV检测存在一定的局限性。

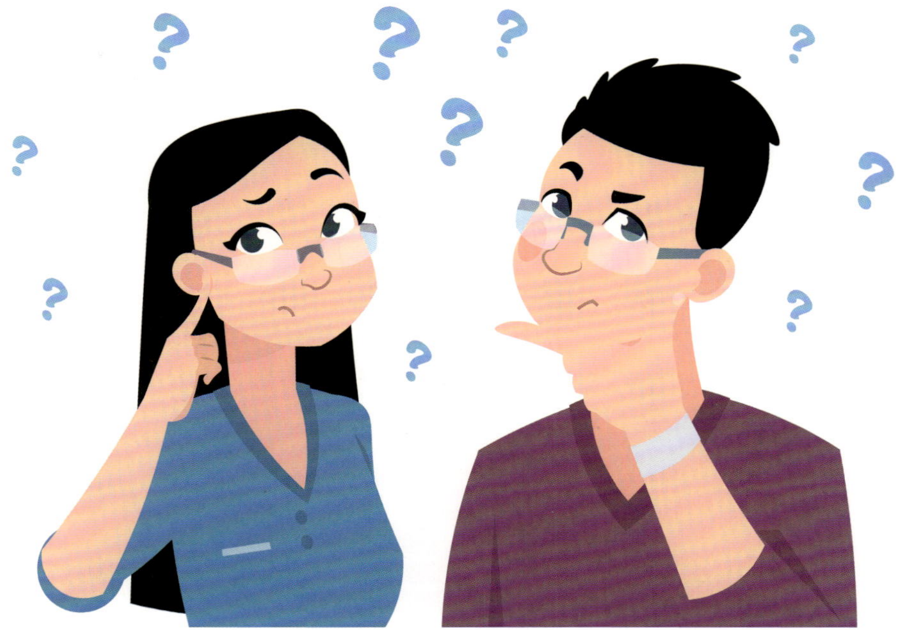

感染HPV并不能证实伴侣一定有出轨的行为。因为性传播不是HPV唯一的传播途径，它还可以通过其他途径传播。

3 孕妈妈不能掉以轻心

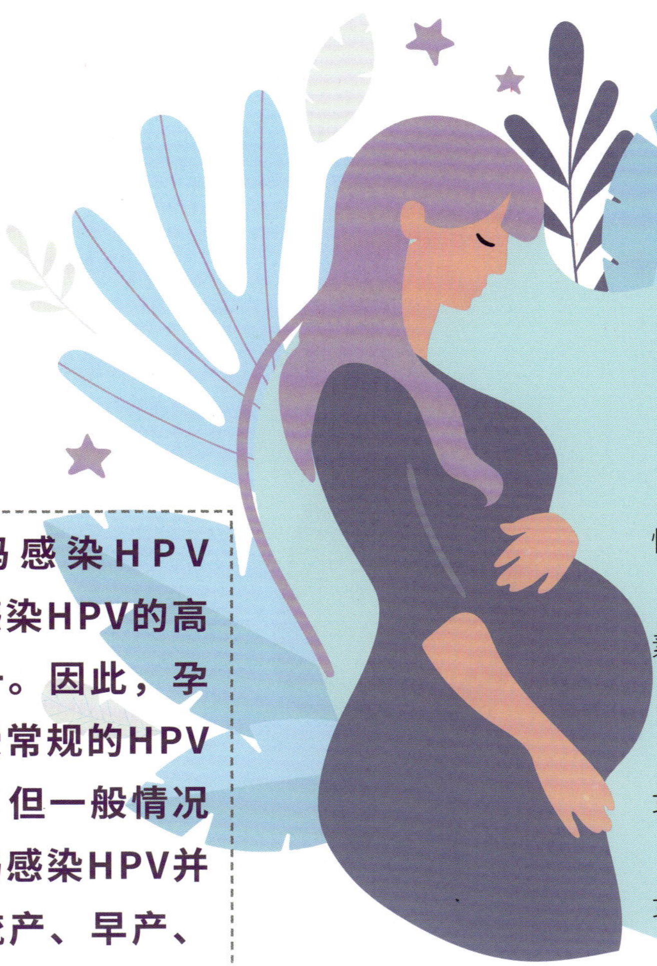

孕妈妈更容易感染HPV

研究指出，在我国，妊娠期女性的HPV感染率比普通女性更高，且妊娠期女性感染的HPV多为高危型和单基因型。

临床研究分析认为，妊娠期女性体内人绒毛膜促性腺激素（hCG）水平上升，致使免疫功能下降。

雌激素水平升高导致妊娠期女性IgG水平降低。

妊娠期女性的盆腔及内外生殖器的血液供应相较于普通女性更为丰富，阴道分泌物也更多。

这些因素共同作用，使得孕妈妈的HPV感染率高于普通女性。

孕妈妈感染HPV是新生儿感染HPV的高危因素之一。因此，孕妈妈应接受常规的HPV分子检测。但一般情况下，孕妈妈感染HPV并不会增加流产、早产、胎儿畸形的风险。因此，感染HPV的孕妈妈不用过分担心。

女性感染了HPV还能怀孕吗

女性感染HPV后能否怀孕主要看感染后的情况。

第一种情况，感染者未发生病变

从感染HPV到病变的发生通常是一个缓慢的过程，一般需要7～10年。因此，这种情况并不影响怀孕。也就是说，感染HPV的女性是可以怀孕的，但前提是感染没有引发其他病变。

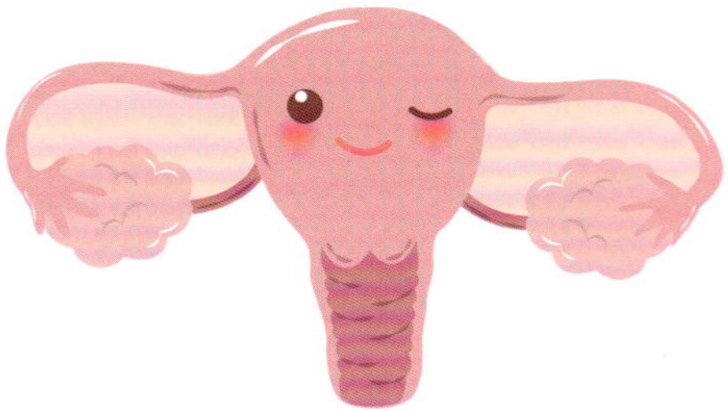

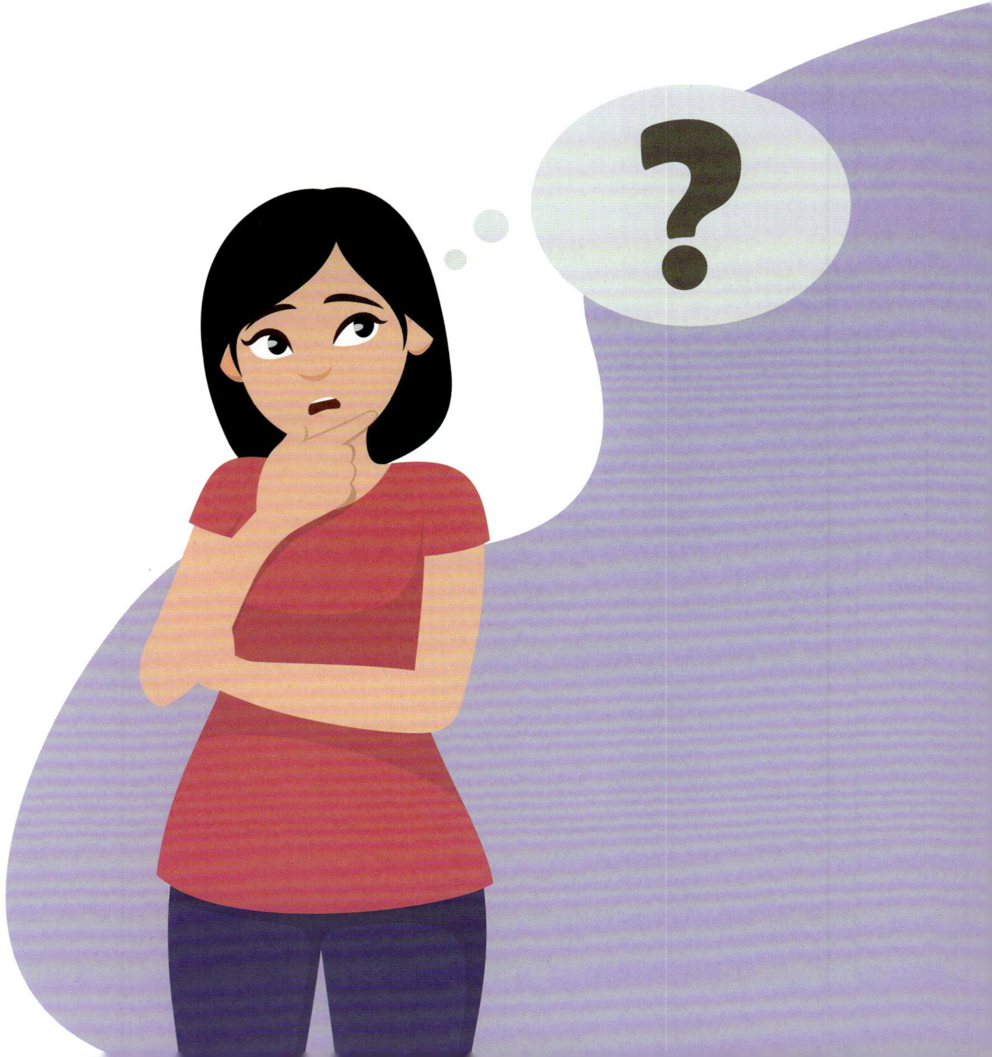

第二种情况，感染者已经出现病变

此类感染者应该根据病变情况接受治疗，并在去除不良因素之后再考虑怀孕。

- 如果感染者出现下生殖道感染，如细菌性阴道炎、滴虫性阴道炎、外阴阴道假丝酵母菌病等，建议积极治疗后再考虑怀孕。
- 如果感染者出现尖锐湿疣，建议先进行治疗再考虑怀孕。
- 如果感染者出现宫颈病变，需要根据实际情况接受治疗，并咨询医生是否可以怀孕。

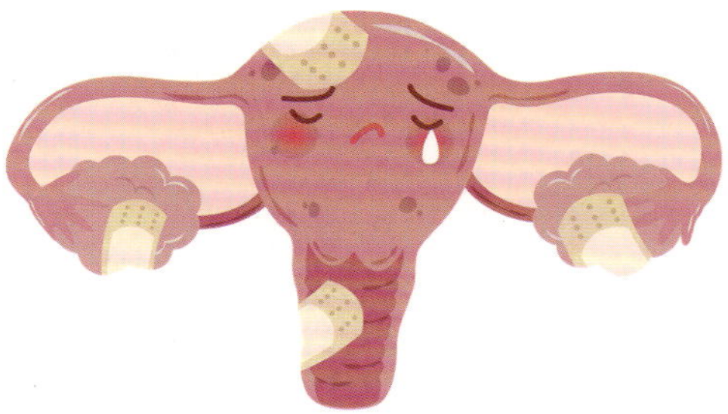

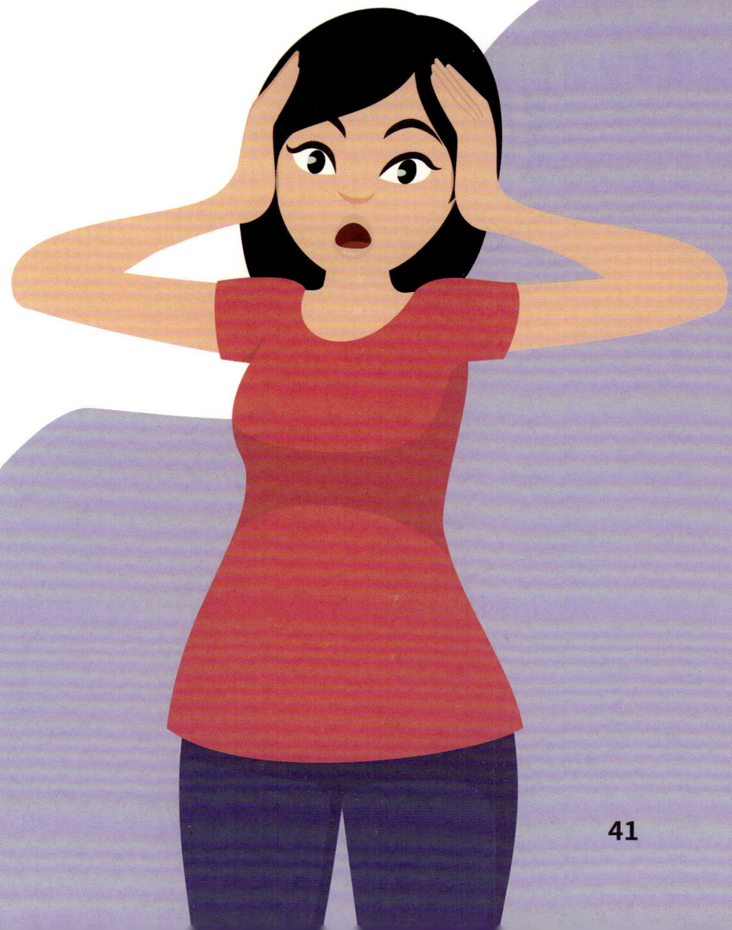

对于备孕的女性，建议先进行HPV检测和TCT检查，必要的情况下还可考虑接受阴道镜检查，以确保排除病变可能后再备孕。切忌抱有侥幸心理。

已怀孕的女性如果发现感染了HPV也不必过于紧张。只要尚未出现病变，可以等到分娩后再接受治疗。

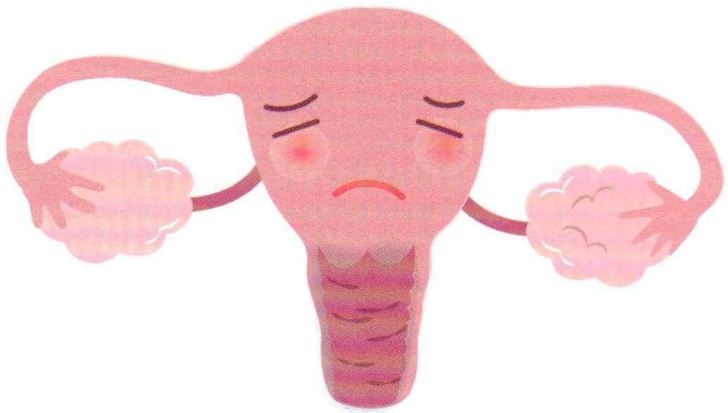

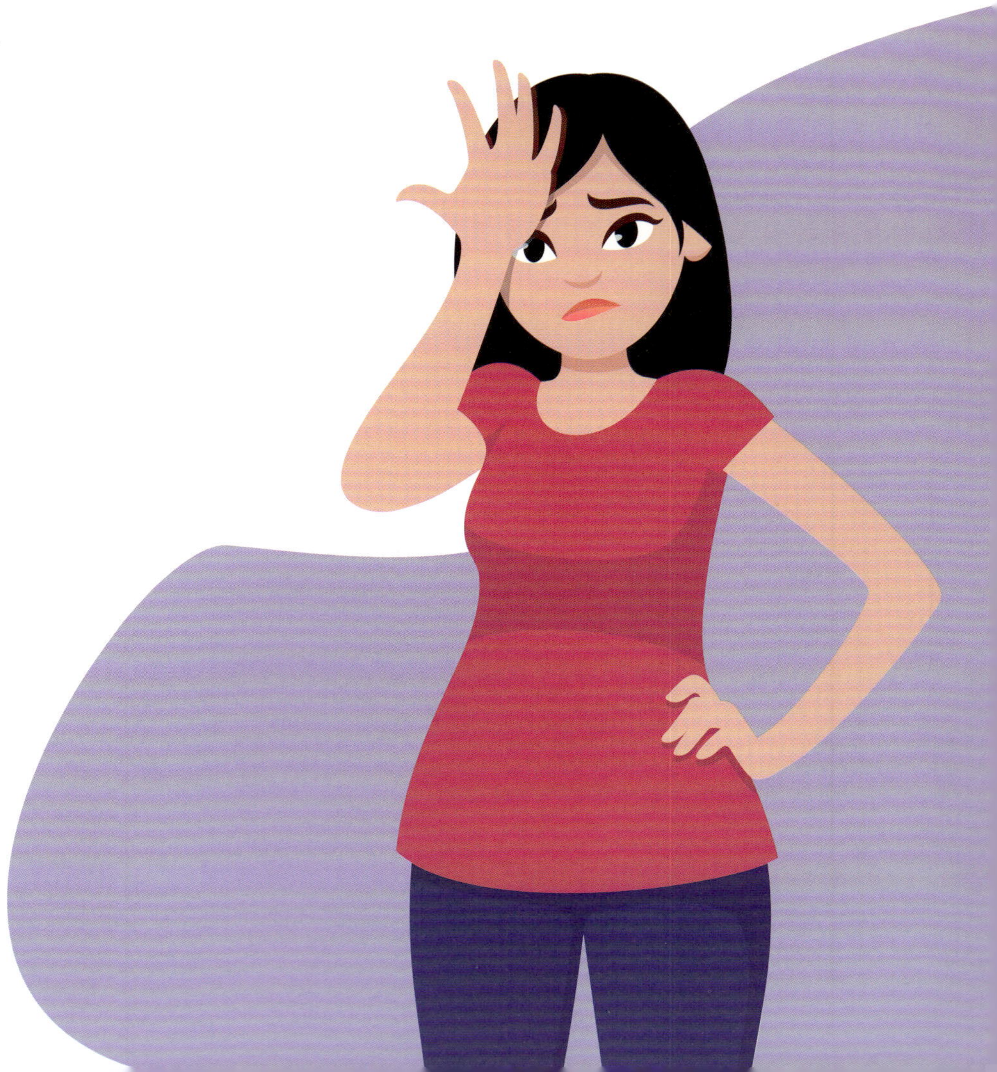

孕妈妈感染了HPV，胎宝宝会被传染吗

在孕期，HPV直接感染胎儿的可能性较低。大多数情况下胎儿在子宫内被感染的风险很小。

在分娩过程中，胎儿可能因接触产道而被感染（如产妇的生殖道有尖锐湿疣，顺产时就可能会使胎儿被感染），从而导致新生儿患咽喉乳头状瘤。不过孕妈妈也不用过分担心，这种情况比较罕见，10万例新生儿中仅有3～4例会发生此种情况。

即使宝宝被HPV感染了，宝宝自身的免疫系统也会发挥作用，病毒基本能在2年内被清除，不会出现症状。

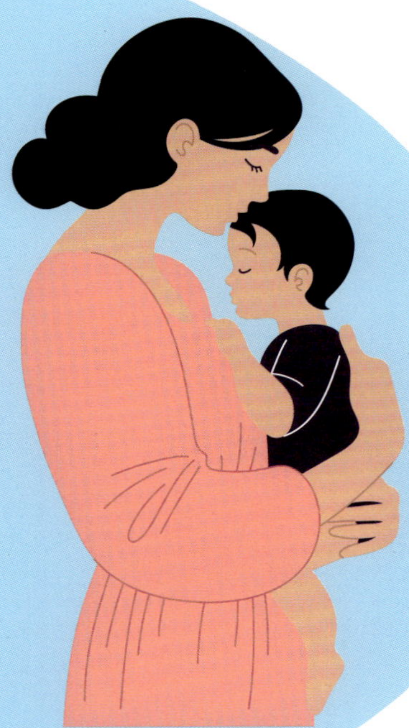

当然，不能否认的是，部分孕妈妈感染了HPV，胎宝宝会遭受比较严峻的“考验”。根据病毒亚型的不同，胎儿受到的影响程度也各异。

HPV对胎儿可能产生的不利影响主要包括：

- 宫内感染。如果孕妇感染高危型HPV，则可能发生胎儿宫内感染。
- 胎儿畸形或胚胎停止发育。HPV可能导致胎儿发育异常或停止发育。如果发现胎儿畸形或胚胎停止发育的情况，建议及时终止妊娠。
- 流产或早产。感染了HPV的孕妈妈应遵医嘱按时前往医院进行检查，如果发现有流产或者早产的征兆，应在医生指导下接受相应治疗。
- 分娩时感染。胎儿从产道娩出时接触到病毒而被感染。

感染HPV的孕妈妈应当重视产检，不能掉以轻心，但也不要过于焦虑。

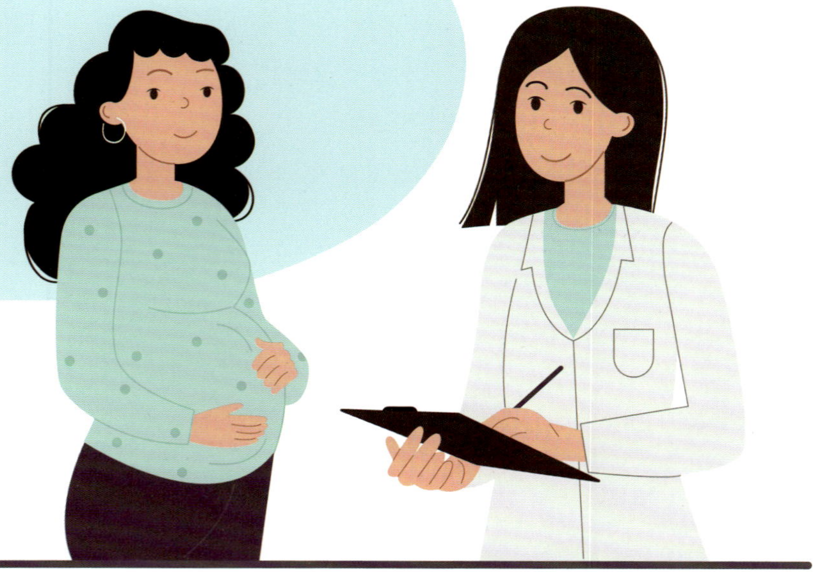

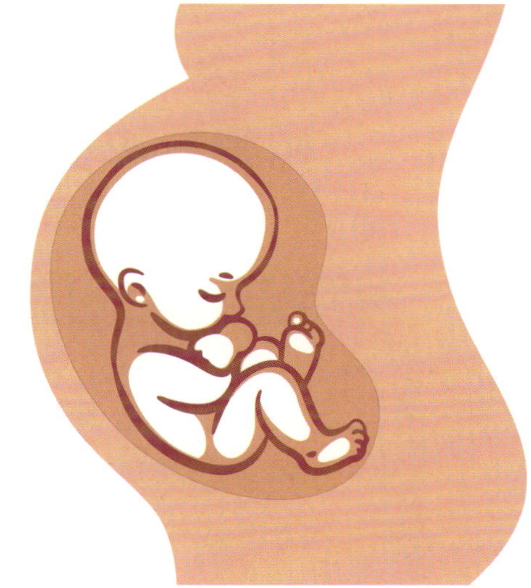

孕妈妈确诊HPV感染应该怎么办

如果孕妈妈确诊了HPV感染，首先要做的就是确定是否存在宫颈病变。如果孕妈妈没有发生宫颈病变或仅存在低级别的宫颈病变，一般不用治疗，只需产后复查就可以。

如果存在高级别宫颈病变，通常建议每12周复查1次宫颈情况，如果医生评估病变没有进展，可以在产后再行复查和治疗。

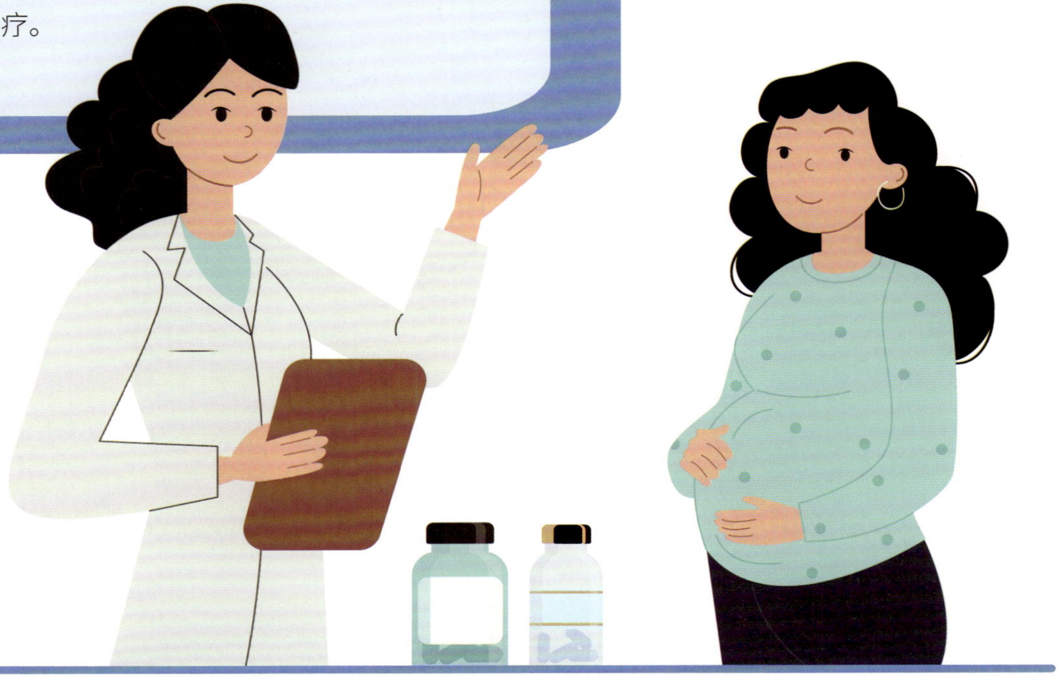

如果孕妈妈感染了HPV，必须选择剖宫产吗

前文提到顺产可能会感染宝宝，那是不是就只能选择剖宫产了？事实并不是这样的。目前，并没有明确的证据说明剖宫产可以避免宝宝感染HPV。因此，是否感染HPV并不是决定分娩方式的关键因素。研究人员对比了顺产和剖宫产对宫颈病变的影响之后发现，顺产更有利于宫颈病变的消退。

所以，感染了HPV的孕妈妈不一定非要选择剖宫产。

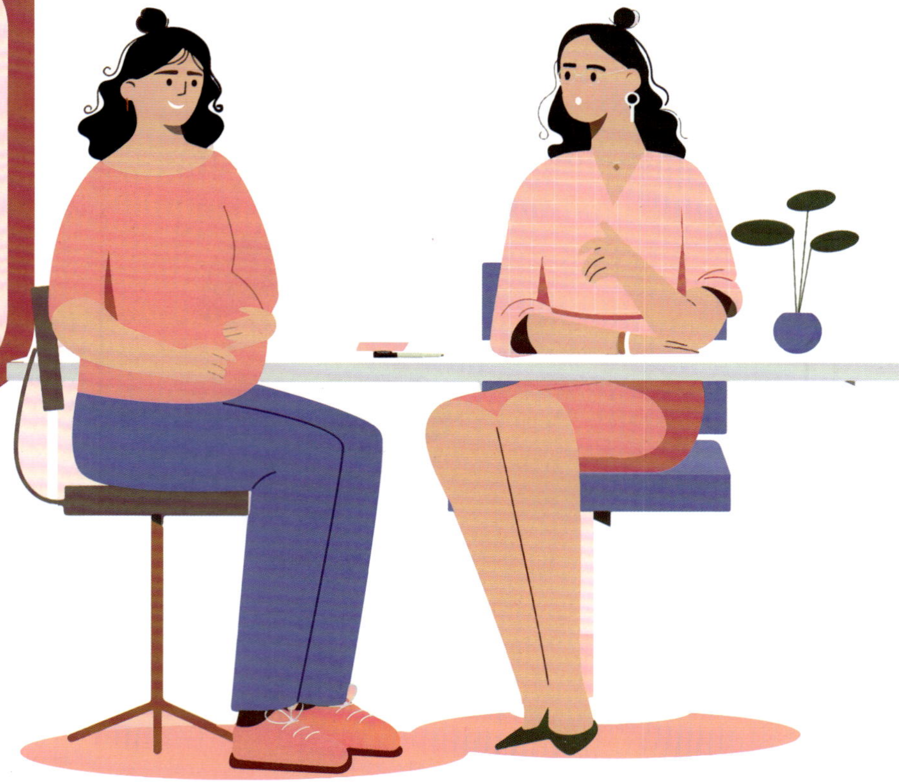

4 HPV，不可不防

HPV可导致哪些疾病

HPV是一个大家族，有很多的亚型，不同的亚型所导致的疾病也不相同。

皮肤型

! 低危：HPV 1、HPV 2、HPV 3、HPV 4、HPV 7、HPV 10、HPV 12、HPV 15，可导致寻常疣、扁平疣、跖疣等。

! ! 高危：HPV 5、HPV 8、HPV 14、HPV 17、HPV 20、HPV 36、HPV 38，可导致外阴癌、阴茎癌、肛门癌、前列腺癌、膀胱癌等。

黏膜型

! 低危：HPV 6、HPV 11、HPV 13、HPV 32、HPV 34、HPV 40、HPV 42、HPV 43、HPV 44、HPV 54，可导致生殖器尖锐湿疣。

! ! 高危：HPV 16、HPV 18、HPV 30、HPV 31、HPV 33、HPV 35、HPV 39、HPV 52、HPV 53、HPV 58、HPV 59、HPV 45、HPV 66、HPV 68，可导致宫颈癌、直肠癌、口腔癌、扁桃体癌等。

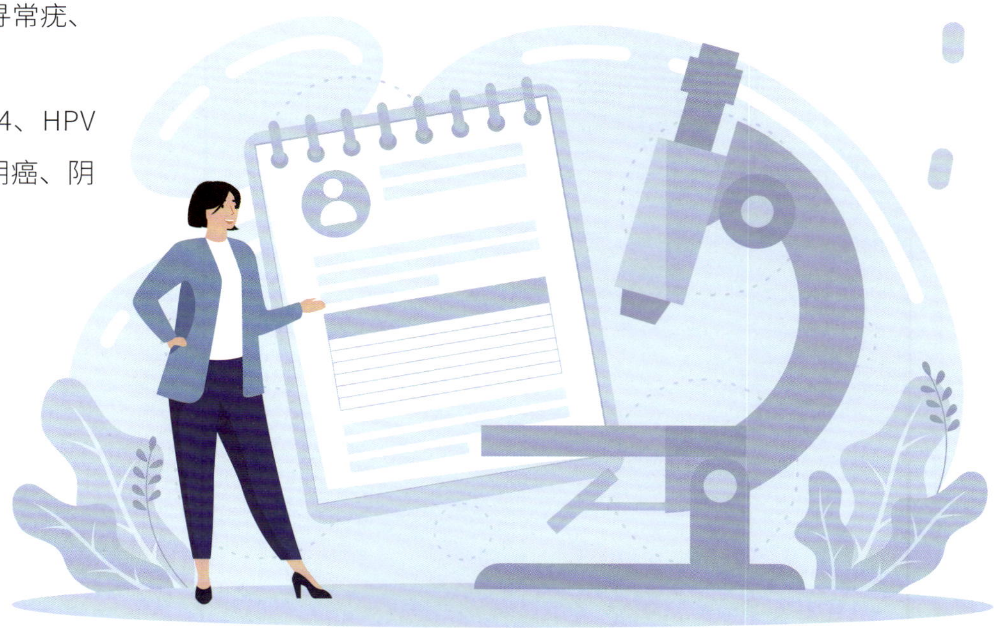

预防才是硬道理

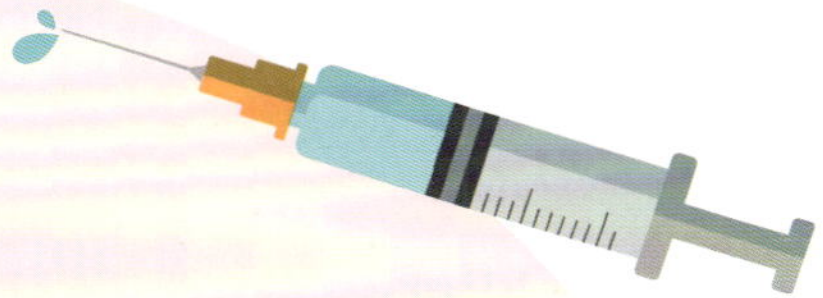

宫颈癌的预防措施

俗话说“防患于未然”，针对HPV感染，我们也应采取有效的预防措施。

高危型HPV持续感染是导致宫颈癌前病变及癌变发生的关键因素。换言之，在宫颈发生癌变的过程中，HPV感染是重要环节。避免HPV感染就是降低宫颈癌发病率的重要途径。

针对宫颈癌，三级预防策略很重要。

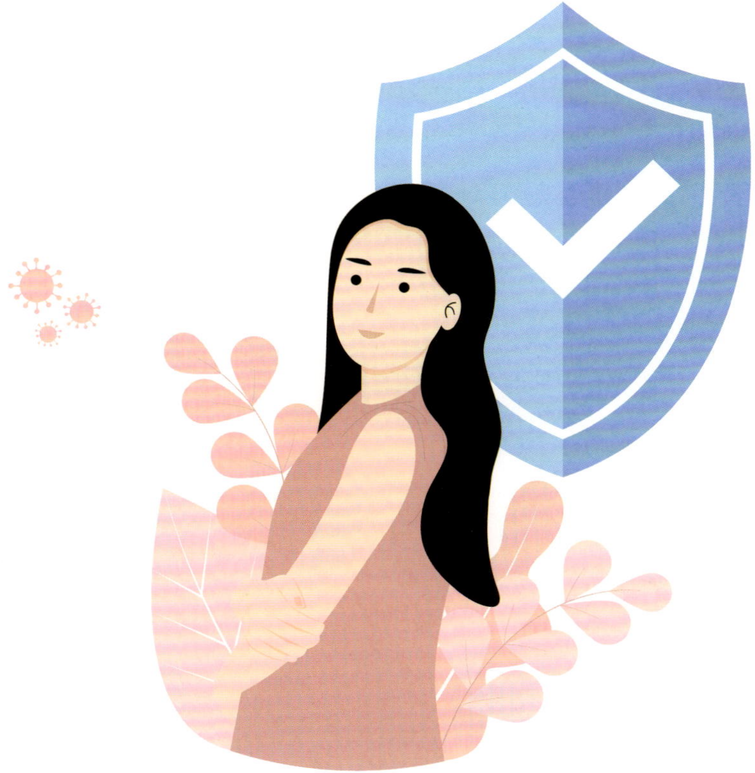

HPV

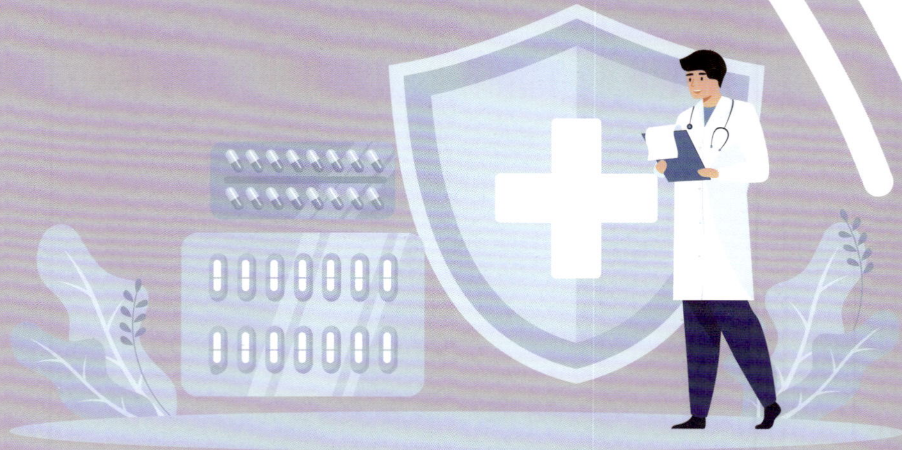

一级预防主要是通过接种HPV疫苗、了解HPV相关知识和保持安全性行为（如使用安全套、防止滥交等）来预防HPV感染，从而降低子宫颈癌的发生风险。

二级预防侧重于早期发现和治疗子宫颈癌前病变，以防止其发展成浸润癌。具体措施包括定期进行子宫颈癌筛查，如液基薄层细胞学检查（TCT）、HPV DNA检测和阴道镜活检等。

三级预防是在宫颈癌已经发生后，通过有效的治疗措施来防止病情恶化，预防并发症，促进功能恢复，并提高患者生存质量。对于已经确诊的子宫颈癌患者，三级预防措施包括对微小浸润癌和子宫颈浸润癌的规范化治疗。

其他疾病的预防措施

除宫颈癌外，HPV还可导致阴茎癌、外阴癌、肛门癌、口腔癌等其他恶性肿瘤。由于这些疾病的发病率相对较低，目前以一级预防措施为主。

一级预防措施包括接种HPV疫苗、学习相关健康知识、保持安全性行为（如使用安全套、避免滥交等）、预防和治疗生殖道感染性传播疾病，男性还可以选择包皮环切等。这些措施可以让大家了解HPV感染的高危因素并及时将其消除。

二级预防则侧重于疾病的临床前期，采取早期发现、早期诊断、早期治疗的“三早”预防措施，以控制病情的发展和恶化。

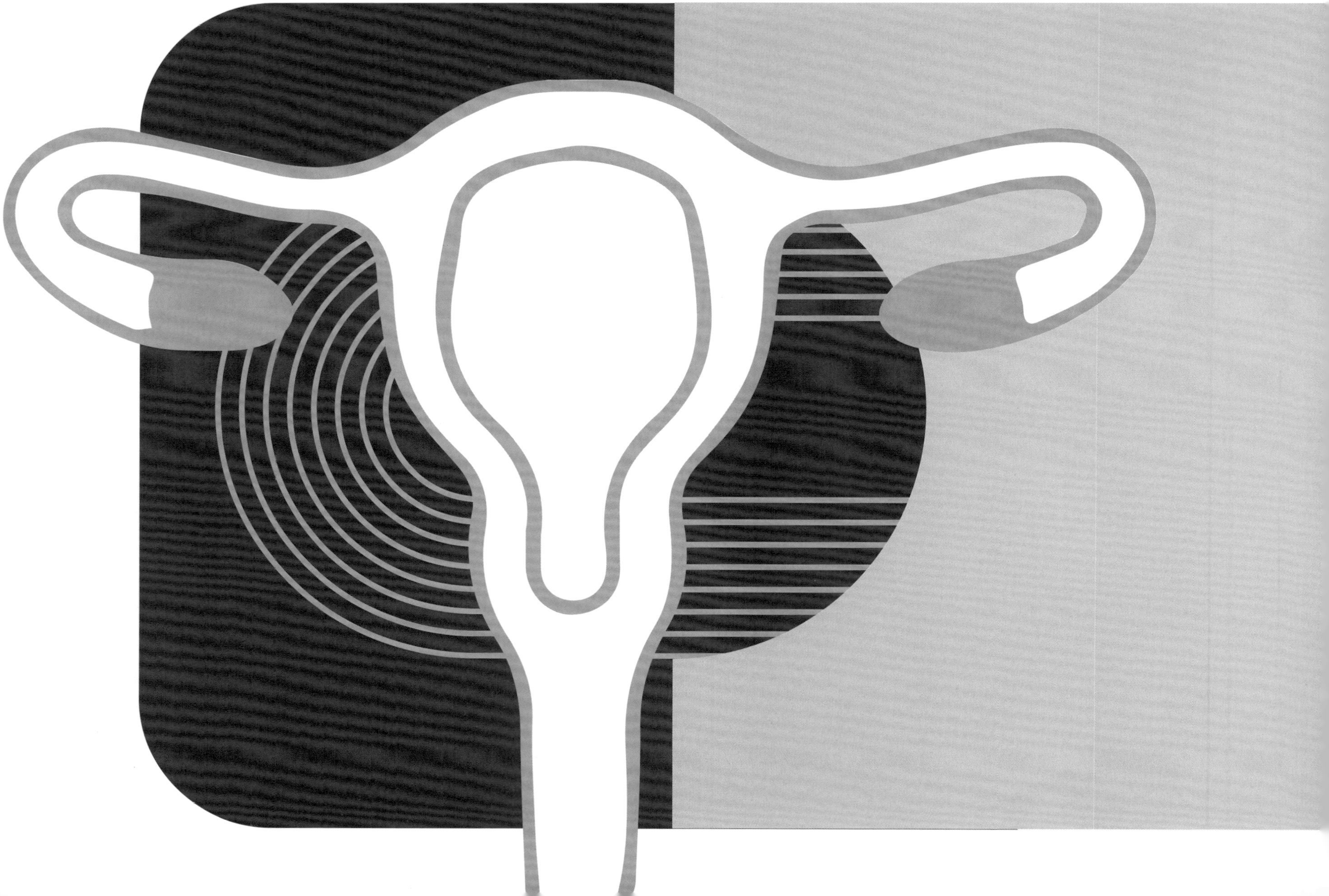

第二篇

疾病篇

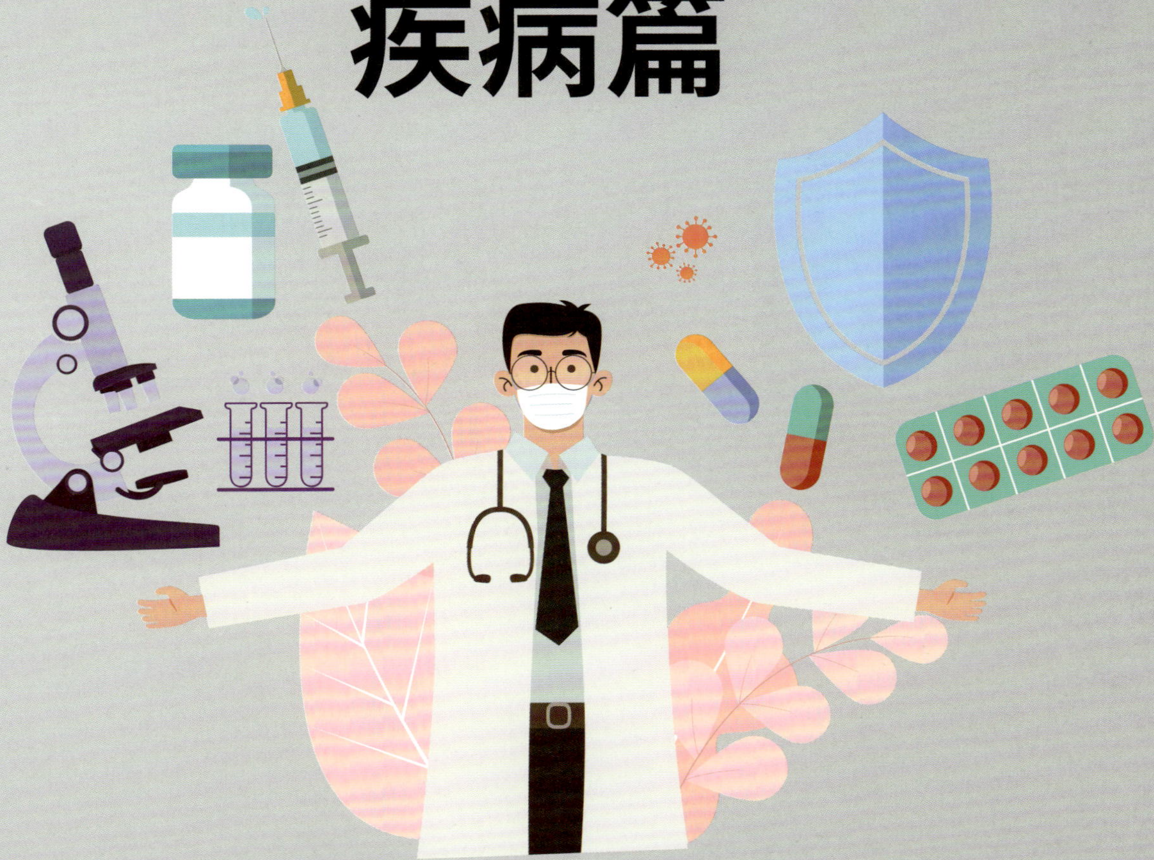

5 女性健康的“杀手”——宫颈癌

HPV与宫颈癌

宫颈癌也被称为子宫颈癌，是发生在子宫颈部位的恶性肿瘤，是女性生殖系统常见的恶性肿瘤之一。感染HPV是导致宫颈癌的主要原因。通常情况下，HPV感染多为一过性，感染者可凭借自身免疫系统清除病毒，无须外部干预。然而，凡事皆有度。诱发宫颈癌的主要原因正是高危型HPV病毒的长期持续感染。

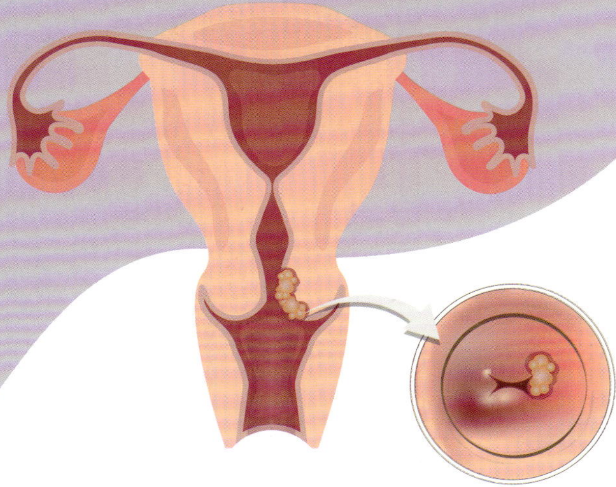

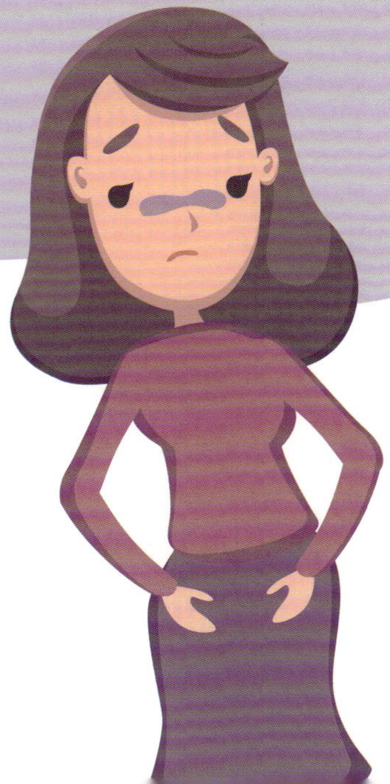

需要明确的是，虽然感染HPV是导致宫颈癌的主要原因，但感染HPV并不等同于患上宫颈癌。

哪些因素会增加患宫颈癌的风险

研究发现，宫颈癌大多是持续性感染高危型HPV所致，而高危型HPV的易感因素包括：

● 初次性生活的时间过早。青春期女性的宫颈细胞还没有发育成熟，过早性行为会增加感染概率，且由于宫颈在没有发育成熟时对致癌因素更为敏感，在HPV的刺激下癌变风险更高。

● 性生活过于频繁。性生活过于频繁会导致女性的宫颈上皮受损，增加感染风险。

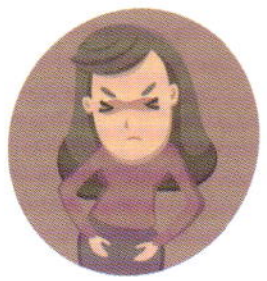

● 多次妊娠或流产。多次怀孕、分娩或流产会使女性生殖道黏膜受损，增加HPV的感染风险，宫颈癌变风险上升。

● 不洁性生活或有多个性伴侣。众所周知，性传播是HPV主要的传播途径。不洁性生活或有多个性伴侣会导致HPV感染概率上升，患宫颈癌的风险也比正常人高出2～3倍。但需要注意的是，感染HPV并不能说明感染者私生活混乱。这是因为HPV不仅仅通过性行为传播，还有其他传播方式。

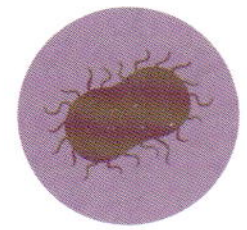

● 免疫力低下。正常人在感染HPV之后，在自身免疫系统的作用下，病毒通常会被清除，并不会产生病变。但如果感染者自身的免疫力较弱，就会给HPV可乘之机。需要注意的是，吸烟、饮酒、熬夜等不良习惯也有可能引起免疫力下降。

除了感染高危型HPV，生殖道感染其他微生物，如淋球菌、衣原体和单纯疱疹病毒等，也可能导致宫颈癌的发生。

HPV所致宫颈癌的筛查方法

如今越来越多的女性朋友意识到预防HPV感染的重要性，因此了解相关筛查方法是十分必要的。

TCT 检查

TCT检查即液基薄层细胞学检查，也被称为宫颈脱落细胞学检查。医护人员使用特制的宫颈刷将受检者宫颈口以及宫颈管脱落的细胞收集起来，并对这些细胞进行处理后在显微镜下进行观察。通过这项检查，医生可以判断宫颈细胞是否正常。

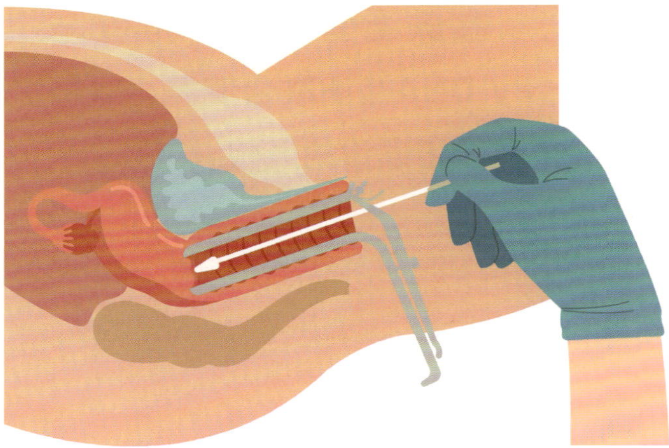

HPV DNA 检测

HPV DNA检测主要针对高危型HPV（HPV 16、HPV 18、HPV 31、HPV 33、HPV 45、HPV 52、HPV 56、HPV 58）。医护人员使用特制毛刷于受检者宫颈口逆时针转3圈，并停留10秒，随后将毛刷放于指定试管中并在适宜条件下送HPV检测。

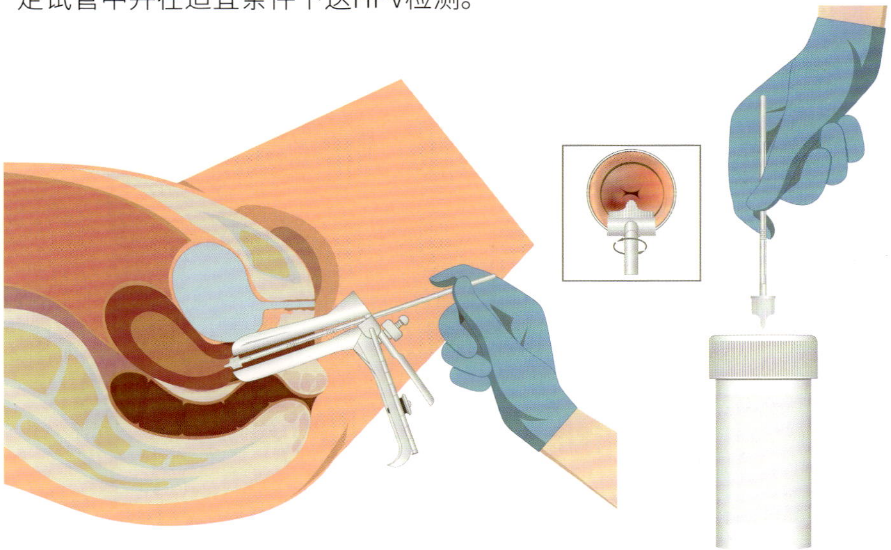

阴道镜下宫颈活检

此方法主要针对TCT阳性和（或）HPV DNA检测阳性者。医生通过阴道镜取出疑似病变部位的宫颈组织进行活检。在没有阴道镜的情况下，医生会用3%或5%的醋酸和（或）碘溶液涂抹宫颈后肉眼观察，若有醋白上皮或碘不着色处，医生会取下该处部分组织进行活检。

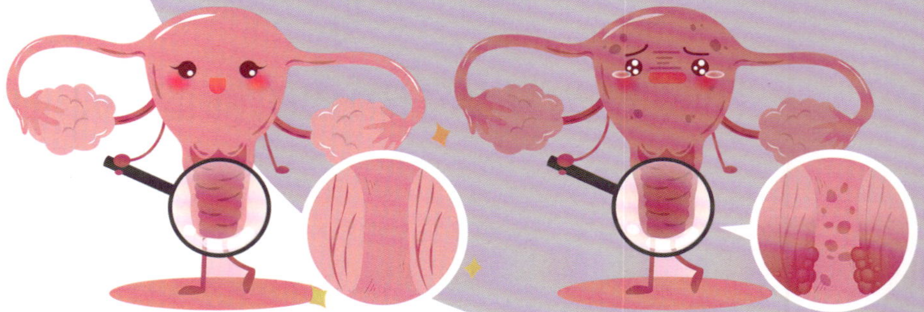

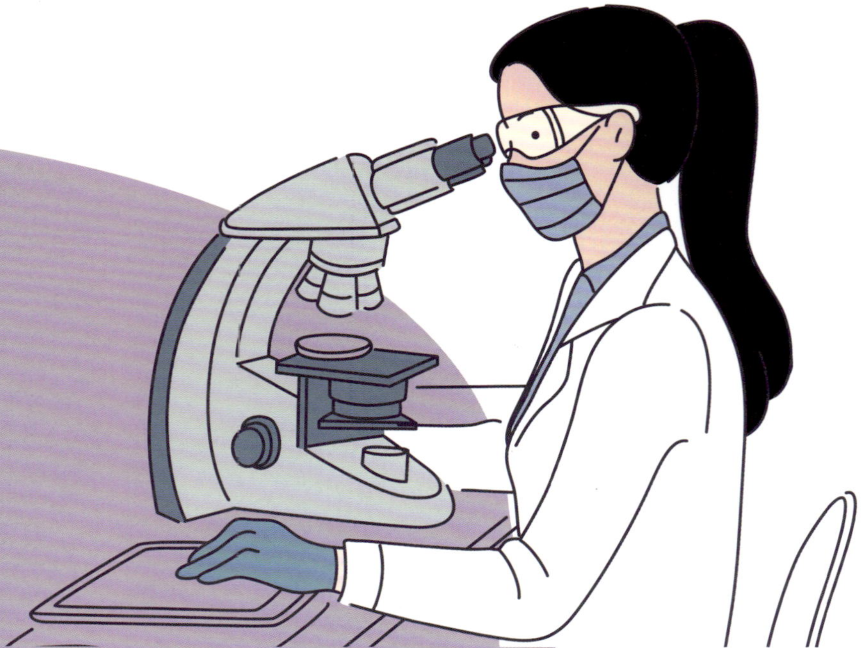

在上述三种筛查方法中，最常用的方法为TCT检查，其优点是特异性及准确率高，缺点是灵敏度低。此外，TCT检查只能判断细胞是否出现异型性，因此人们无法通过TCT检查发现早期病变。HPV DNA检测的操作简单且方便快捷，但其敏感性仍有待提高。

临床上常将TCT检查与HPV DNA检测联合使用，以降低漏诊和误诊的风险。

对于HPV 16和HPV 18阳性的受检者，建议直接行阴道镜下组织学活检，以便进一步做出临床判断。

宫颈癌的症状

宫颈癌早期症状

● 接触性出血，多表现为同房后、妇科检查后或用力排便时出血，阴道分泌物可混有鲜血。

● 阴道不规则出血，多表现为非月经期出血或已绝经却突然月经来潮，并伴有腹痛、腰痛等症状。

● 下腹或腰骶部经常出现疼痛，有时上腹部、大腿部及髋关节也会疼痛，月经期、排便或性生活时加重。

● 白带增多，多伴异味和颜色的变化。

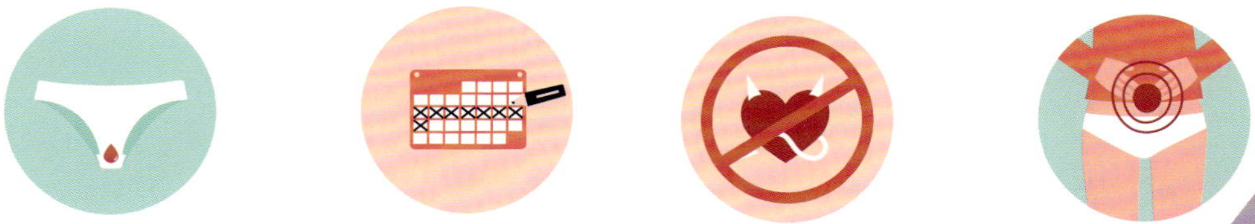

宫颈癌中晚期症状

病情进展到中晚期，宫颈癌患者可出现不同的症状，如尿频、尿急、便秘、下肢肿痛等。若癌变压迫或累及输尿管，还会引起输尿管梗阻、肾盂积水及尿毒症等。晚期患者往往伴有贫血、恶病质等全身衰竭症状。

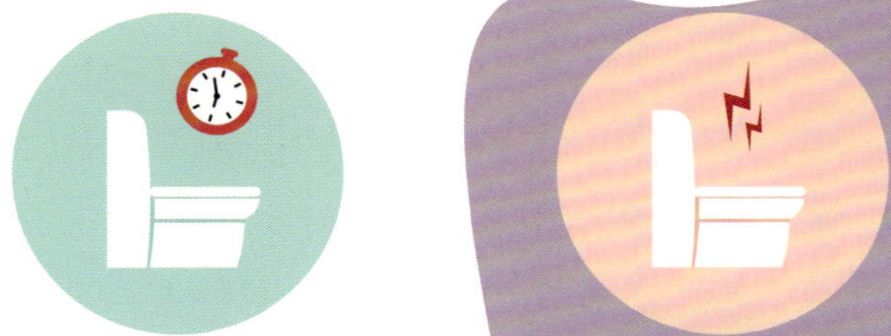

宫颈病变的分类

宫颈病变是指发生在子宫颈部位的病理变化，主要包括宫颈炎症、宫颈上皮内瘤变（CIN）和宫颈癌。

宫颈炎症

宫颈炎症是宫颈病变最常见的情况，通常由细菌、病毒（包括HPV）、霉菌或滴虫等感染引起。宫颈炎症可能引起白带增多、异味、同房后出血等症状。需要注意的是，长期的炎症可能增加HPV感染的风险，从而增加宫颈癌的发病风险。

宫颈上皮内瘤变（CIN）

CIN是宫颈癌的癌前病变，根据病变的严重程度可以分为以下三个级别。

● CIN 1（低级别鳞状上皮内病变）：其特点是细胞变异程度较轻，病变局限于上皮层的下1/3，通常与HPV感染有关。大多数CIN 1的病变可以自然消退，约60%的CIN 1病变在12个月内自然消退，约30%的保持不变，少数可能进展为高级别病变。

● CIN 2（高级别鳞状上皮内病变）：其特点是细胞变异程度较重，病变累及上皮层的下1/3~2/3，可能与高危型HPV感染有关。CIN 2病变有较高的癌变风险，20%～30%可能进展为CIN 3或宫颈癌。

- CIN 3（与CIN 2同属高级别鳞状上皮内病变）：其特点是细胞变异程度显著，病变累及上皮层的2/3以上甚至全层，通常与高危型HPV感染有关。CIN 3病变如果不进行治疗，30%～50%可能进展为宫颈癌。

宫颈癌

当宫颈病变突破上皮下基底膜，浸润到间质时，就发展为宫颈浸润癌。宫颈癌的组织学分类主要包括鳞癌、腺癌、腺鳞癌及其他少见类型。

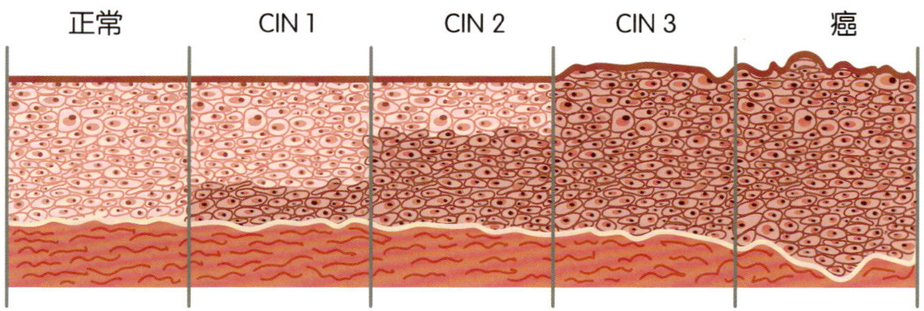

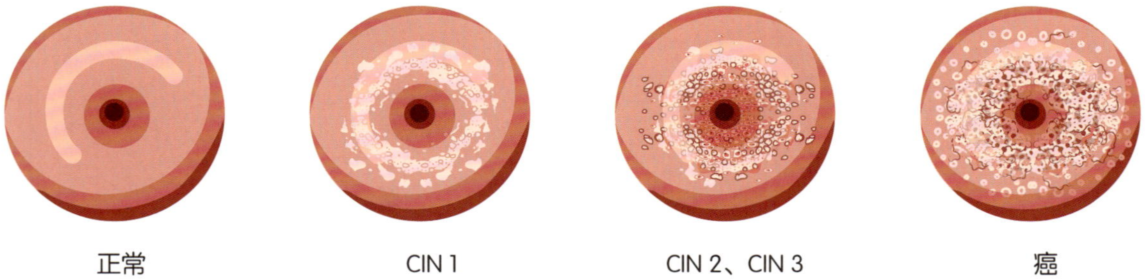

影像学检查在宫颈癌诊断中的作用

因为宫颈的解剖部位较表浅，通过妇科检查与病理检查后一般能够确诊。影像学检查主要是为了帮助医生了解肿瘤转移情况、侵犯范围和程度。

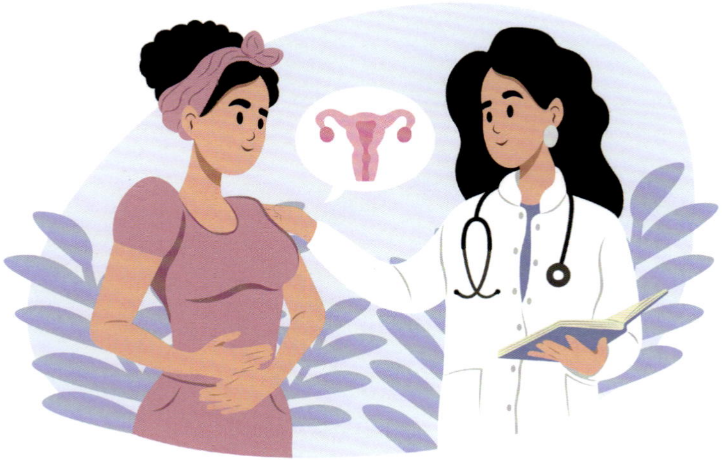

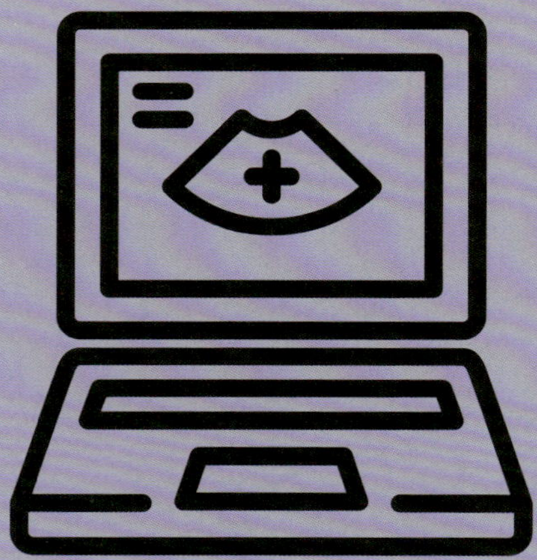

腹盆腔超声：可以协助医生判断病情。

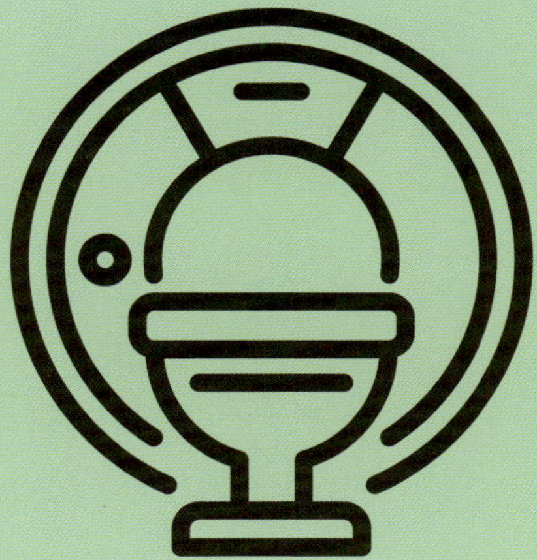

盆腔MRI：可显示病变侵犯宫颈基质的深度，判断病变范围（局限于宫颈、侵犯宫旁或侵犯盆壁），该检查能够显示阴道内病变的具体范围，为医生提供治疗前分期的重要依据。

腹盆腔CT：主要用于评价宫颈病变与周围组织情况、淋巴结转移情况等。

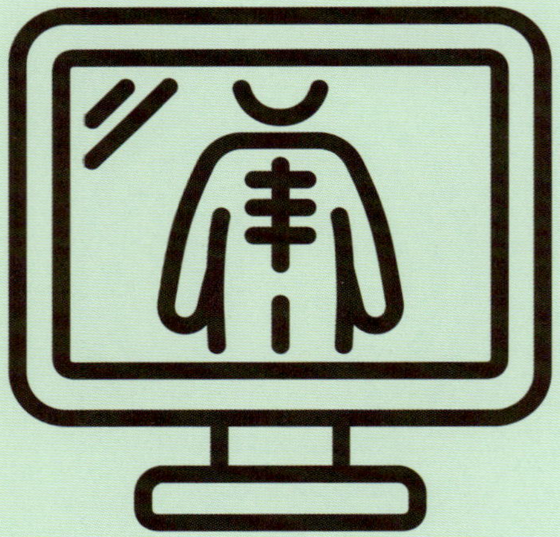

胸部X线及胸部CT检查：评估是否发生肺转移和纵隔淋巴结转移。

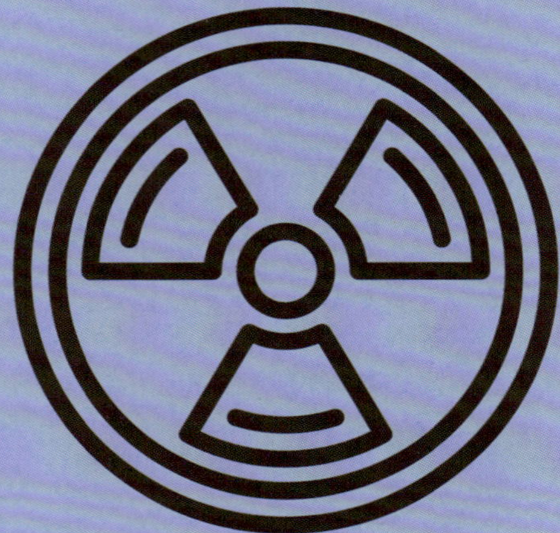

核医学检查：评估宫颈癌的局部浸润情况，也可以用于随访监测。

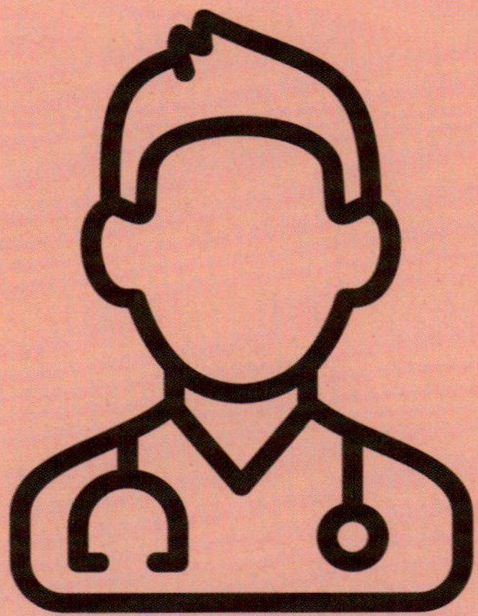

腔镜检查：如果怀疑肿瘤侵犯膀胱或直肠，需要借助相应的腔镜检查（如膀胱镜、直肠镜）帮助明确诊断。

宫颈鳞状上皮癌的肿瘤标志物为鳞癌抗原，血清中的鳞癌相关抗原水平超过1.5ng/mL即为异常。此外，其他标志物，如癌胚抗原、糖类抗原也会相应增高。

除了医学影像学检查，医生还会根据患者具体情况安排肿瘤标志物检查以帮助明确诊断。

宫颈癌的分期

Ⅰ期

Ⅰ期：肿瘤细胞只在宫颈内，未侵犯到子宫体。

ⅠA期：镜下检查浸润癌，浸润深度≤5mm。

ⅠA1期：间质浸润深度＜3mm。

ⅠA2期：3mm≤间质浸润深度≤5mm。

ⅠB期：病变局限于子宫颈，浸润深度＞5mm。

ⅠB1期：5mm＜间质浸润深度≤2cm。

ⅠB2期：2cm＜间质浸润深度≤4cm。

ⅠB3期：间质浸润深度＞4cm。

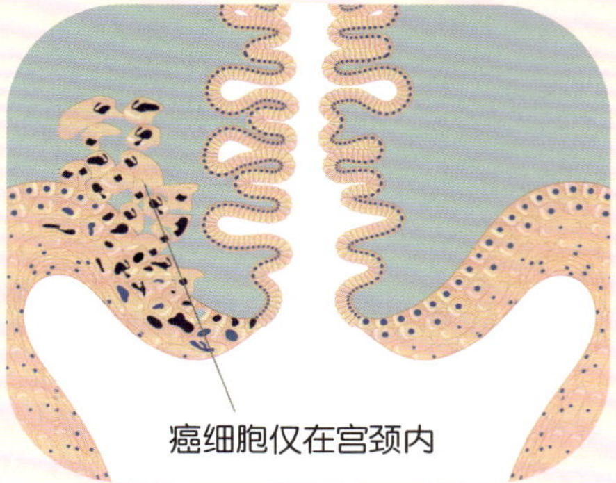

癌细胞仅在宫颈内

Ⅱ期

Ⅱ期：肿瘤细胞侵犯超出子宫，但未扩散到阴道下1/3或未达骨盆壁。

ⅡA期：累及阴道上2/3，无宫旁浸润。

ⅡA1期：浸润癌最大直径≤4cm。

ⅡA2期：浸润癌最大直径＞4cm。

ⅡB期：有子宫旁浸润，但未达到骨盆壁。

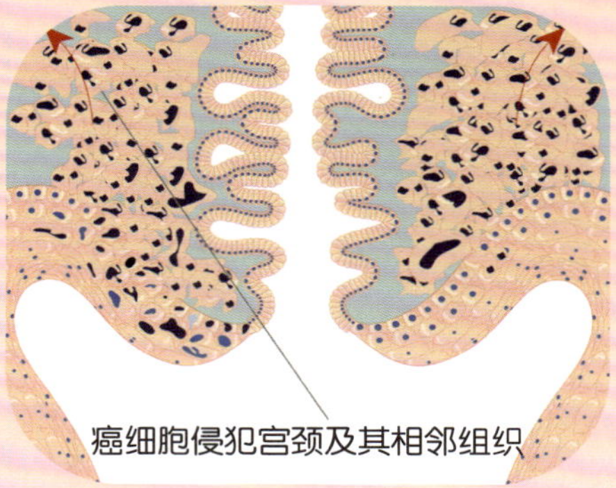

癌细胞侵犯宫颈及其相邻组织

Ⅲ期

Ⅲ期：累及阴道下1/3，扩散到骨盆壁，累及盆腔。

ⅢA期：累及阴道下1/3，未扩散到骨盆壁。

ⅢB期：扩散到骨盆壁或（和）导致肾积水。

ⅢC期：盆腔或（和）主动脉旁淋巴结受累，无论肿瘤大小。其中，ⅢC1期仅累及盆腔淋巴结，而ⅢC2期存在腹主动脉旁淋巴结转移。

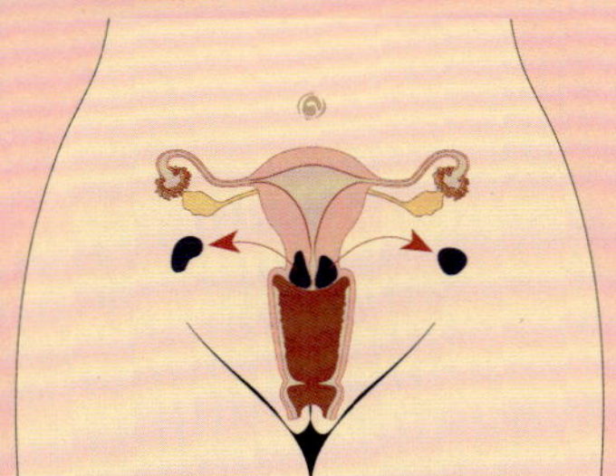

癌细胞扩散至盆腔

Ⅳ期

Ⅳ期：癌细胞扩散超出真骨盆或已累及膀胱及直肠黏膜。

ⅣA期：肿瘤侵犯膀胱或直肠黏膜。

ⅣB期：转移至远处的器官。

明确分期后，医生就能根据分期确定相应的治疗方案。

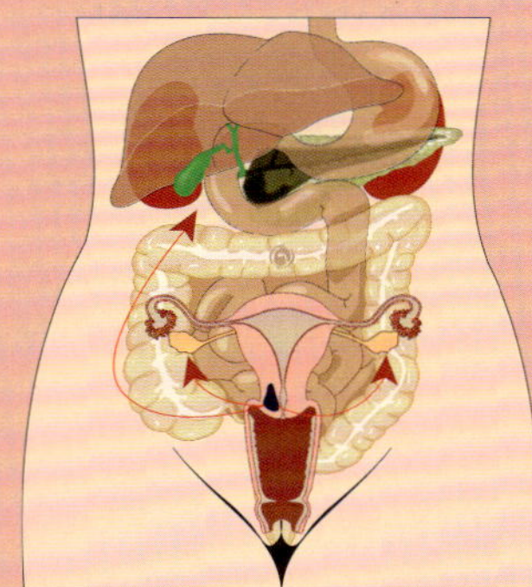

癌细胞累及膀胱、直肠等其他器官

宫颈镜下浸润癌（微小浸润癌）

此类癌症为ⅠA期。

没有生育需求的患者可进行筋膜外子宫全切术（又名Ⅰ型子宫切除术，是指通过切开耻骨宫颈韧带，向外侧推开输尿管进行全子宫切除的手术方式）。

有生育需求的患者可进行宫颈锥切术（在子宫颈由外向内呈圆锥形的形状切下一部分宫颈组织），若切缘阴性则定期随访。

因此期癌症发生淋巴结转移的概率小于1%，所以可以考虑不切除淋巴。

对于ⅠA2期的患者，淋巴结转移率为3%～5%，一般行次广泛子宫切除术（又名Ⅱ型改良根治性子宫切除术，是指手术切除子宫、部分宫旁组织和阴道组织）。由于存在淋巴结转移的可能性，所以建议同时行盆腔淋巴结切除术。要求保留生育功能者可选择宫颈锥切术（切缘阴性）或根治性宫颈切除术及盆腔淋巴结切除术。

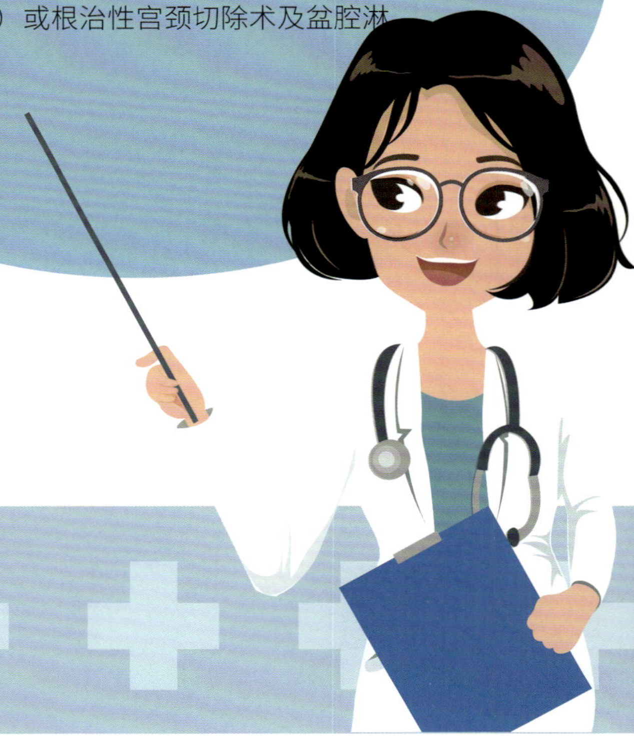

宫颈浸润癌

具体的治疗方式可以分为手术、放射和化疗三大类型。

ⅠB1期、ⅡA1期、ⅡB2期患者的手术方式为Ⅲ型根治性子宫切除术，因淋巴结转移率上升，须在行盆腔淋巴结切除术的同时，增加腹主动脉淋巴结取样术，并在术后行辅助放射性治疗。要求保留生育功能者，如果宫颈肿瘤直径＜2cm，可选择“根治性宫颈切除术＋盆腔淋巴结切除术＋腹主动脉淋巴结取样术”。

ⅠB3期、ⅡA2期患者首选同步放、化疗，也可行：①根治性子宫切除及盆腔淋巴清扫、腹主动脉淋巴结取样、术后个体化辅助治疗；② 新辅助化疗后手术治疗；③同步放、化疗后辅助子宫切除术治疗。

ⅡB期～ⅣA期患者应同步行放、化疗。

ⅣB期患者以系统治疗为主，辅以支持治疗。部分患者可联合局部手术或个体放、化疗。

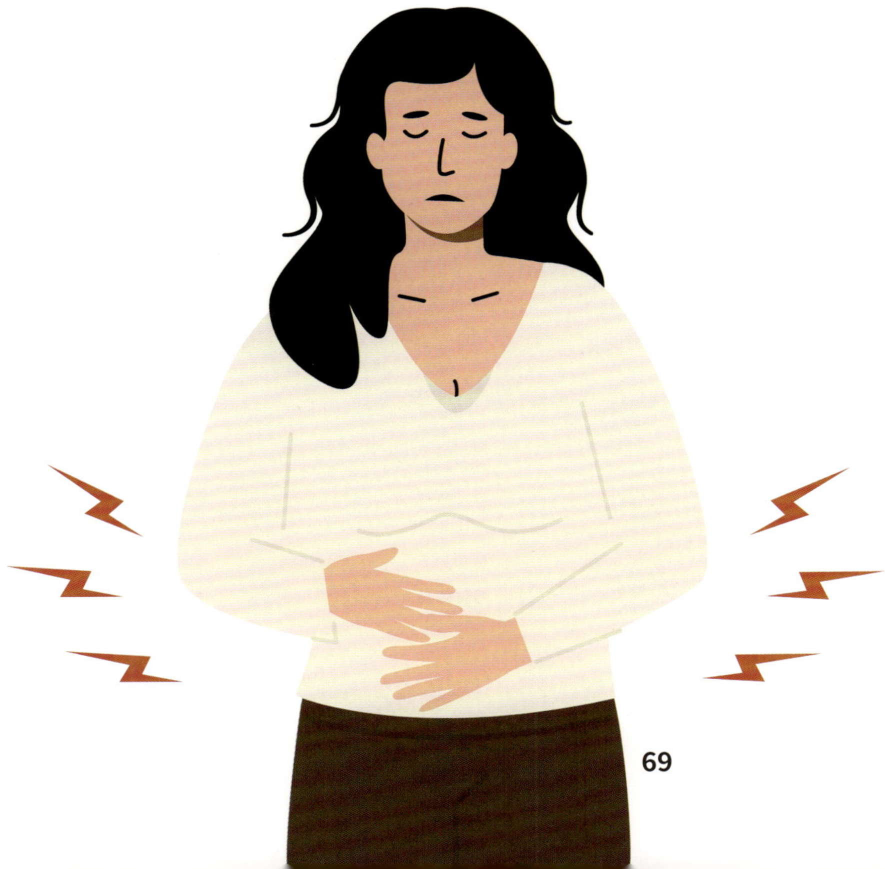

小知识

化学治疗（化疗）在宫颈癌治疗中扮演着关键角色，尤其在同步放、化疗中效果显著。此外，化疗也广泛应用于术前新辅助化疗及晚期转移和复发患者的姑息治疗。治疗宫颈癌的化疗药物包括顺铂、紫杉醇、5 氟尿嘧啶、异环磷酰胺、吉西他滨和拓扑替康等。

早期宫颈癌患者手术后，若病理检查发现高危或中危因素，须补充术后辅助放疗。放疗主要分为体外照射和近距离照射两种。对于宫颈癌，腔内放疗具有天然优势：宫颈、宫体和阴道对放射线耐受性高，且放射源靠近肿瘤。因此，腔内放疗可以通过较小的放疗体积，获得较理想的放疗效果。

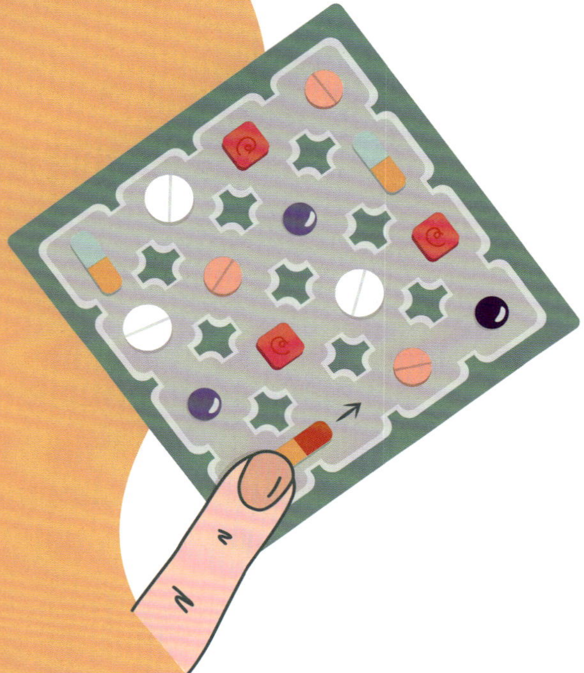

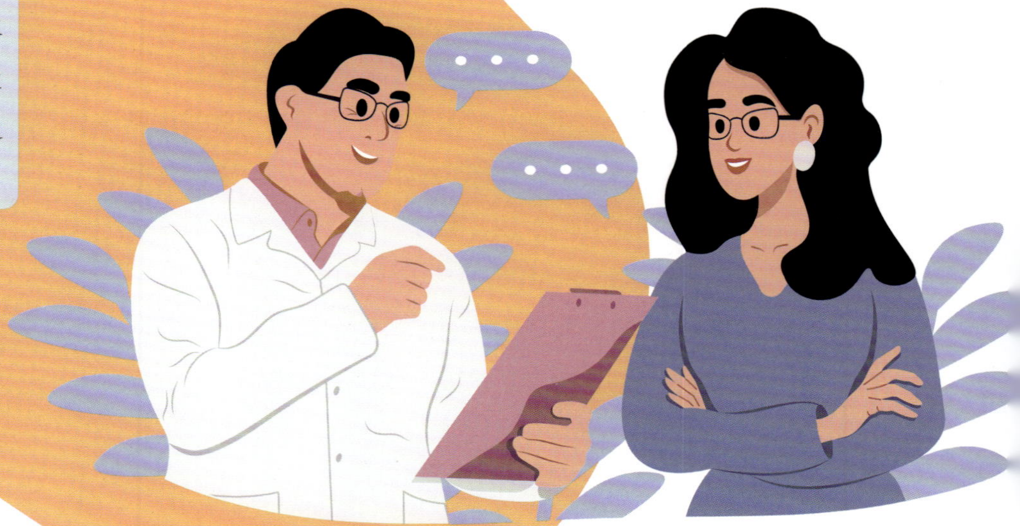

宫颈癌的护理

俗话说“三分治疗，七分护理”，对宫颈癌患者而言，掌握正确的护理方法十分重要。

心理护理

良好的心理状态对疾病康复十分重要。

- 家属应积极关注患者的身心状态，及时回应患者的需求，缓解患者面对癌症的恐惧、焦虑与不安。
- 患者应树立战胜疾病的信心，保持乐观的心态。

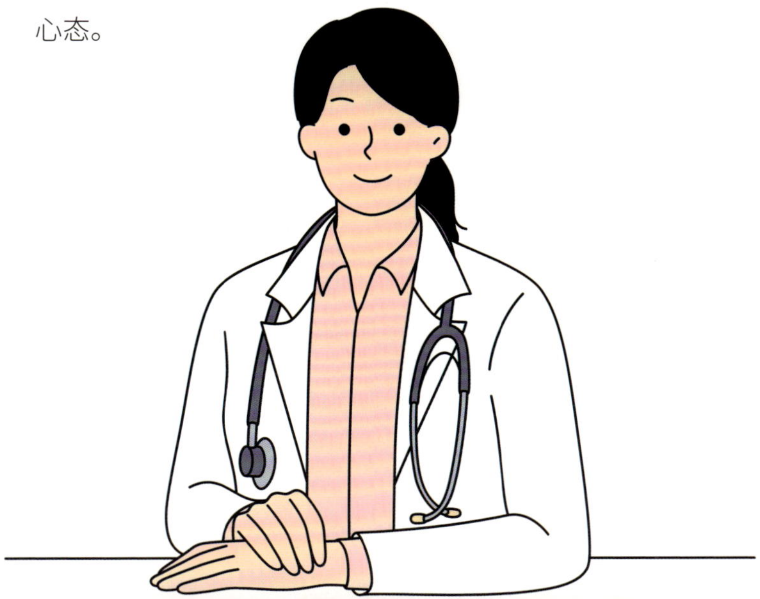

饮食护理

- 严格执行医生制订的饮食计划，如肿瘤标志物较高的患者可以增加菇类或红薯的摄入。
- 富含蛋白质、维生素、矿物质、易消化的饮食是很好的选择，如牛奶、鸡蛋、青菜、新鲜水果等。
- 纠正不良饮食习惯。少食多餐，不可暴饮暴食。
- 避免食用辛辣、生冷食物。
- 戒烟、戒酒。

会阴护理

保持会阴部的清洁是预防感染的有效手段。

- 每天用清水清洗会阴部。
- 勤洗勤换内裤。
- 选择柔软透气且尺寸适合的棉质内裤。

术后注意事项

- 充分休息，保持切口干燥清洁，并定期更换敷料。
- 避免剧烈运动和提拿重物，以防止切口裂开或感染。
- 早期下床活动，预防下肢静脉血栓、肠梗阻等情况发生，后续在医生指导下进行功能锻炼。
- 术后3个月内应避免性生活。
- 患者术后应定期接受随访及复查，一般在出院后第1个月进行第1次复查，之后的2年内每3个月复查1次，第3～5年每6个月复查1次。第6年开始，每年复查1次。其间如果出现阴道异常出血、下腹部严重疼痛等症状，应及时前往医院就诊。

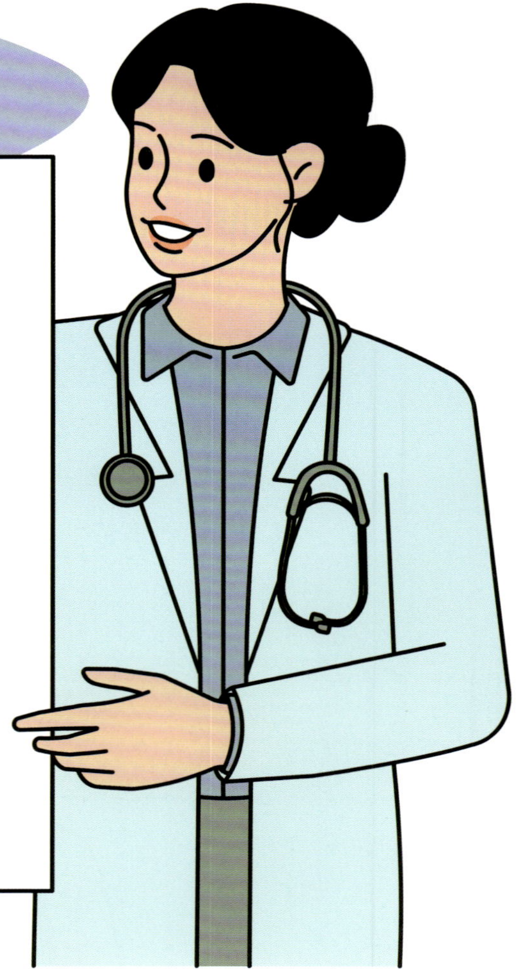

6 HPV 与阴茎癌

阴茎癌的致病因素

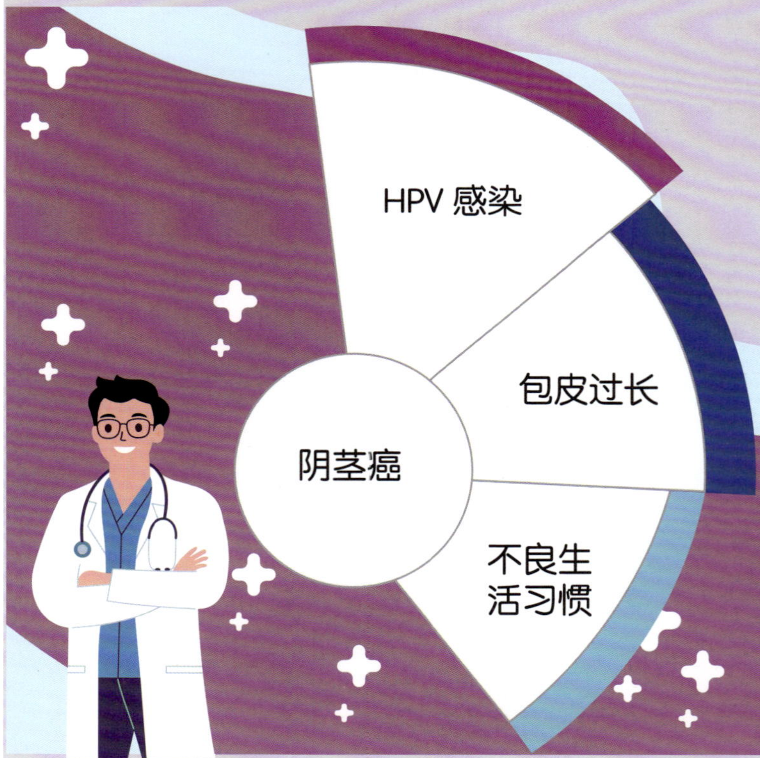

阴茎癌的病因尚未完全明确，可能与HPV感染、包皮过长、不良卫生习惯、性传播疾病等因素有关。感染HPV是阴茎癌发病的高危因素之一。HPV 6、HPV 11、HPV 16、HPV 18等亚型与阴茎鳞状细胞癌的发生有密切关系。此外，HPV 6、HPV 11还可引起肛门癌、前列腺癌和膀胱癌。如果男性在适龄阶段接种HPV疫苗，可有效降低阴茎癌的发生率。

包皮过长也是导致阴茎癌的危险因素之一。由于包皮过长，尿垢残留在包皮囊内产生局部刺激，容易诱发包皮鳞状细胞癌。

阴茎癌也与不良卫生习惯有密切关系。男性没有及时清洗生殖器或者长期不更换内裤可能导致细菌滋生，刺激阴茎黏膜，诱发阴茎癌。

阴茎癌的诊疗

阴茎癌患者应前往泌尿外科就诊。医生会询问患者的症状、病史等，并开具针对性的检查项目。此外，患者保持平和的心态并积极配合检查与治疗是十分重要的。

阴茎癌的检查项目

- 肿瘤标志物检查。一般是血液生化检查，就是需要抽血化验。是利用抗体特异性识别抗原这一特性来检查人体血液里的抗原，以此判断病因。
- 组织活检。若阴茎部有病变，就需要取病变处的组织进行活体检查，分析具体病因。
- CT或磁共振等影像学检查。用于辅助诊断，观察病变位置的深度，以及确定是否发生转移和扩散。

阴茎癌的治疗方案

手术治疗是阴茎癌的主要治疗方法。

对于阴茎癌，医生一般根据肿瘤分期、位置和患者个体情况选择手术方式。阴茎癌的手术治疗方式主要分为两类。

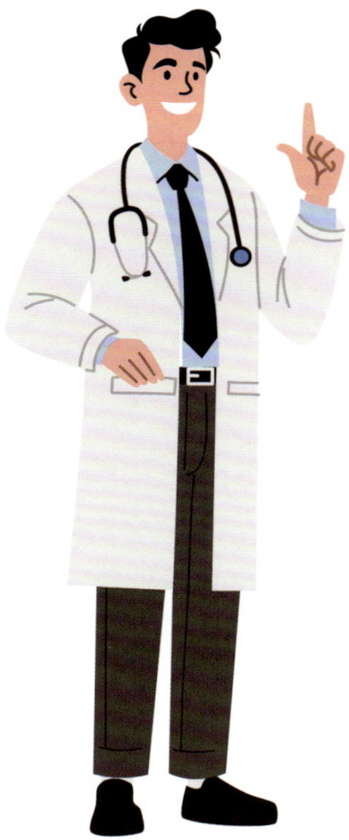

- 保留阴茎的手术（器官功能保留）。此种治疗方式适用于早期（Tis、Ta、T1 期）、局限且分化良好的肿瘤。治疗目标是在切除肿瘤的同时，保留阴茎结构和功能。
- 根治性手术。此种治疗方式适用于进展期（T2及以上）或高级别肿瘤，需进行更大范围切除：①部分阴茎切除术；②全阴茎切除术；③根治性髂腹股沟淋巴结清扫术。

早期诊断可提高保留器官的可能性。因此，及时就医诊治可以改善预后。

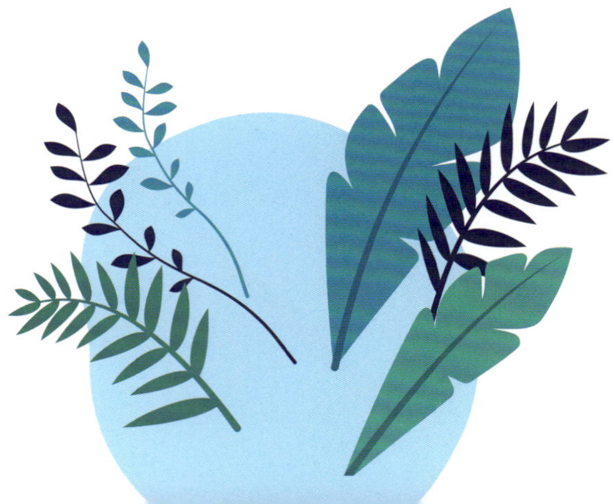

阴茎癌康复须知

- 术后1个月可以恢复工作，但3个月内须避免重体力劳动及剧烈活动。
- 对于阴茎部分切除者，为防止阴茎勃起导致出血，应遵医嘱口服雌激素及镇静药物。
- 患者需要规律饮食，少食多餐，以营养丰富及易消化饮食为主，戒烟戒酒，忌食刺激性食物，禁食霉变食品，注意保持排便通畅。
- 保持心情愉快，良好的心理状态有利于康复。

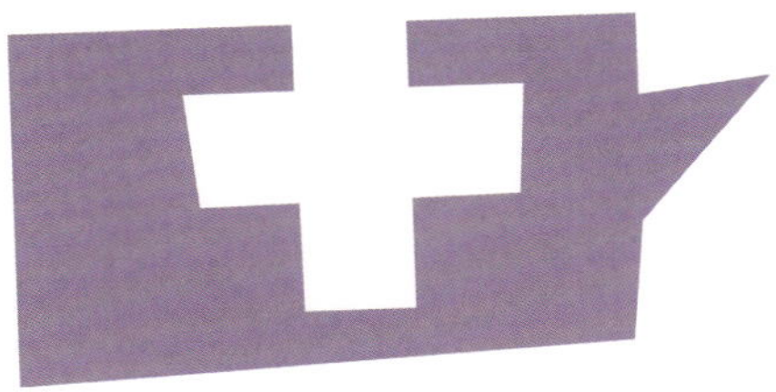

阴茎癌在早期仍有治愈的可能，处理越晚则阴茎越保不住，导致生活质量受到严重影响。因此，树立“早发现、早诊断、早治疗”的“三早”意识对阴茎癌的防与治都非常重要。此外，患者接受手术治疗后仍需积极配合后续治疗及坚持日常护理。

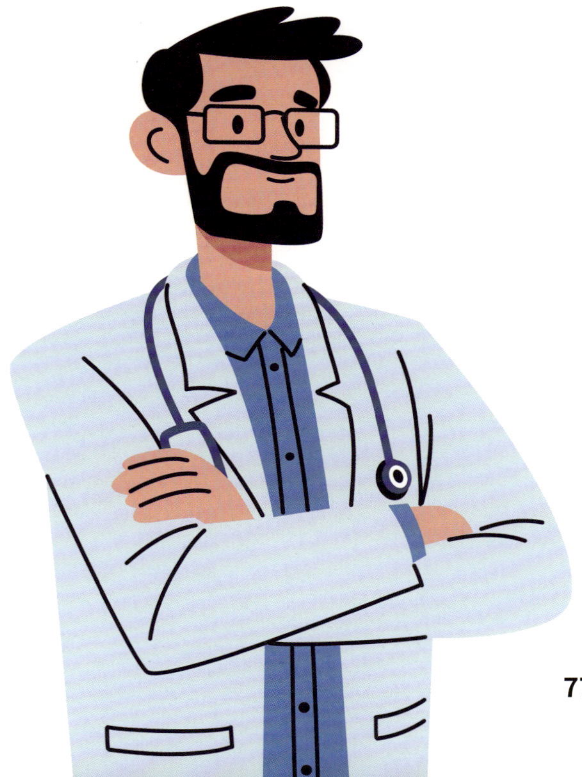

7 与 HPV 相关的其他疾病

HPV与尖锐湿疣

尖锐湿疣是感染低危型HPV所导致的鳞状上皮疣状增生病变，是一种性传播疾病。尖锐湿疣的发生多与感染HPV 6或HPV 11有关。HPV进入人体后若没有被机体免疫系统清除，就会大量复制，导致皮肤细胞异常增生，从而形成疣。尖锐湿疣，主要表现为生殖器、肛门等部位长出菜花状的肉芽。

尖锐湿疣属于良性病变，通过规范治疗预后相对较好。该病具有传染性，感染者应尽早接受治疗并做好防护措施，保护自己和他人的健康，避免病毒继续传播。

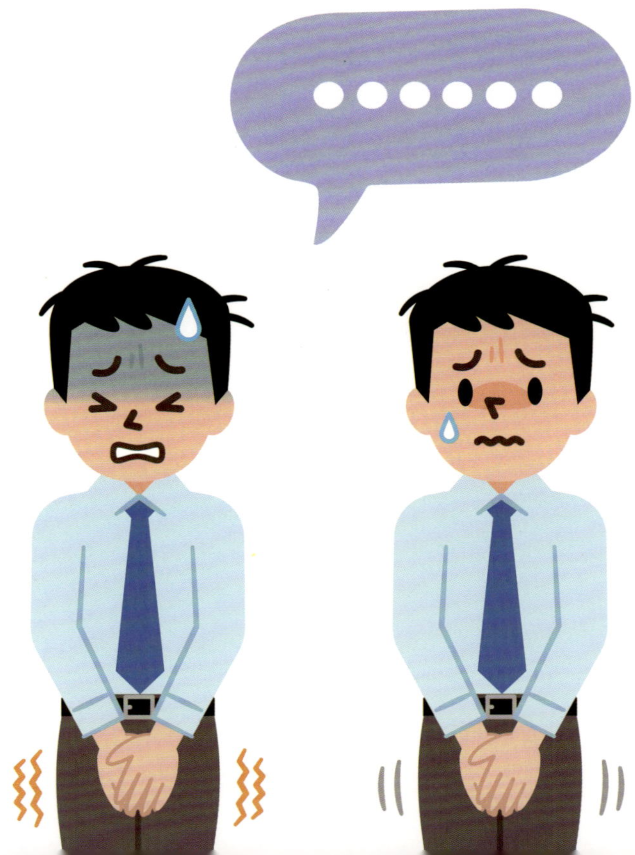

HPV与其他疣

寻常疣

寻常疣又被称为刺瘊，可能出现在身体的任何部位，以手部最为多见。寻常疣一般无严重危害，但也可能影响患者的外观和生活质量，应及时就医，加强日常防护，避免疣体扩散与继发感染。

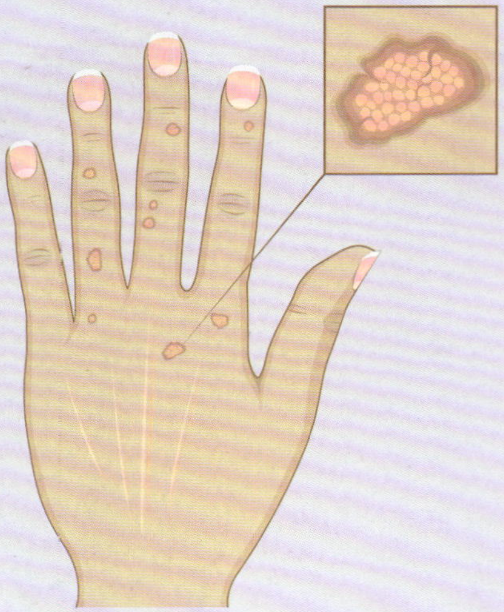

跖疣

顾名思义，跖疣可发生于足底任何部位，以受压部位多见。皮肤长时间摩擦和外伤是常见诱因，同时，足部多汗也是重要因素。跖疣患者常表现出不同程度的足部疼痛，行走姿势往往受到影响。该类患者应注意不要抓挠患处，避免感染身体其他部位。跖疣患者一定要到正规医院就医，不要盲目使用偏方治疗。与患者共同生活的人群，应注意不与患者共用洗脚盆和拖鞋等物。

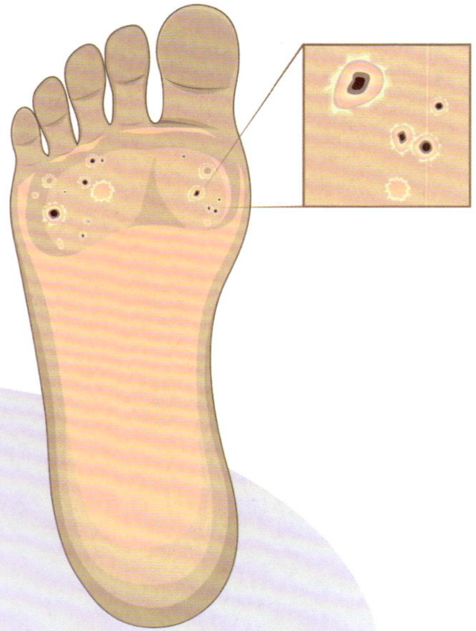

疣状表皮发育不良

此类皮肤疣具有遗传性，患者的后代常于幼年发病，有一定概率出现智力发育迟缓。此型严重者可能发展为鳞状细胞癌，需要进行手术切除。此类疣与近亲结婚有密切联系，也与暴晒有关。

扁平疣

此类疣好发于颜面部和手臂等部位。扁平疣也会导致瘙痒，患者应避免抓挠，否则可能导致身体其他部位也长出疣体。

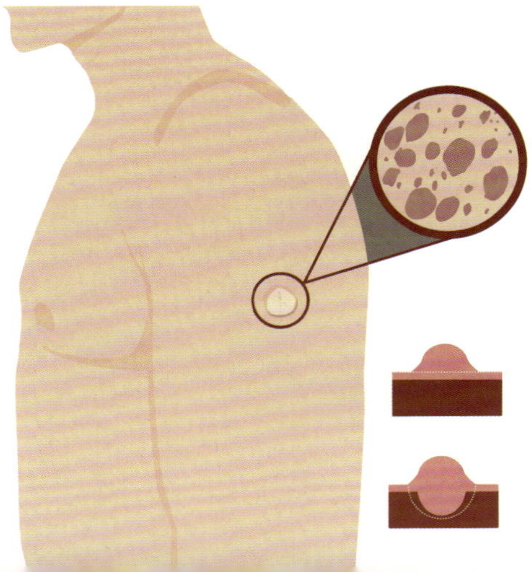

小知识

- 皮肤疣患者需要注意保护好自身的皮肤，不抓挠痒处，避免物理因素（如晒伤）或化学因素（如刺激性强的清洁剂、化妆品）引起的皮肤损伤。
- 皮肤疣患者要保持积极的心态并接受治疗。
- 与患者共居者，注意不与患者共用毛巾、衣物、洗脚盆等物品。

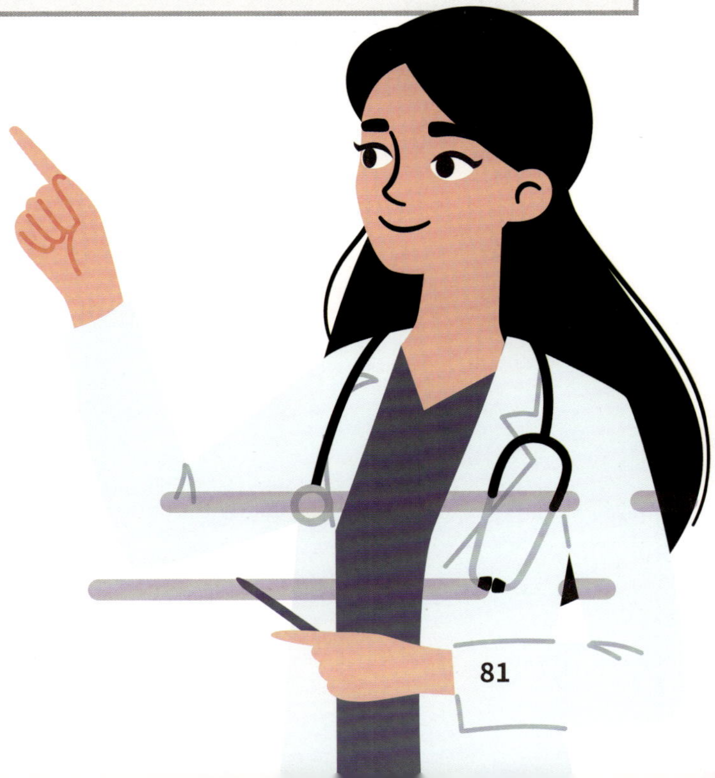

药物治疗（主要为外用药物）

对于疣，一般使用剥蚀性药物、细胞毒性药物或免疫活性增强剂等。常用的剥蚀性药物有水杨酸、三氯醋酸。

● 水杨酸。对护肤有所了解的朋友们可以知道，低浓度（1%～2%）水杨酸具有很强的抗炎、剥脱角质的作用，但是过度使用可能导致过敏和起皮等不良反应。在治疗病毒疣时，我们往往使用极高浓度的水杨酸（15%～60%），这就意味着在软化角质使疣体自行脱落的同时，还会带来皮肤刺激，甚至灼伤皮肤。一般不建议在颜面部使用此种疗法。

● 三氯醋酸。三氯醋酸对皮肤组织有化学凝固作用，可以使局部发生组织坏死和体积萎缩。但它具有较强的酸性，容易引发瘢痕，因此我们需要在患处周围涂抹凡士林保护皮肤。

在使用此种疗法过程中，患者需要坚持定期定量使用，同时做好皮肤的保护工作，诸如防晒、防止黏膜破溃等。

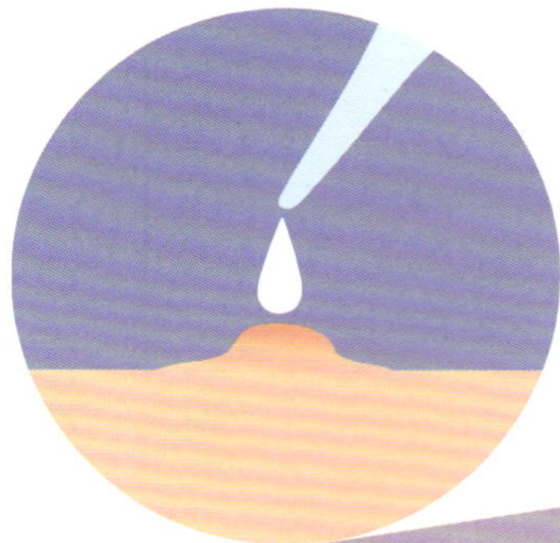

药物治疗

手术治疗

手术治疗具有清除率高、复发率高的特点，仅适用于疣体数量较少、体积较大的患者。

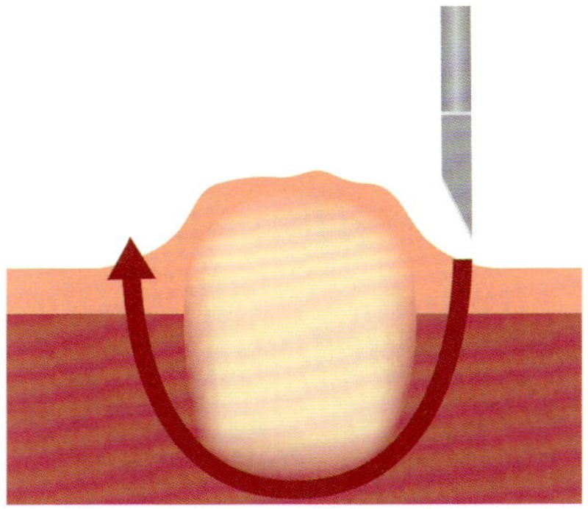

物理治疗

物理治疗主要包括冷冻治疗、激光治疗、微波治疗、高频电刀、光动力治疗等。其优点是清除率高，甚至可实现完全清除。缺点是术后常伴随疼痛、色素沉着、瘢痕等，且手术费用较高。

需要注意的是，不同物理疗法的再发率不同。激光治疗清除率近100%，但复发率也最高。高频电刀可能导致一些并发症。因此，采取哪种物理疗法需要患者与医生进行细致沟通，权衡利弊。

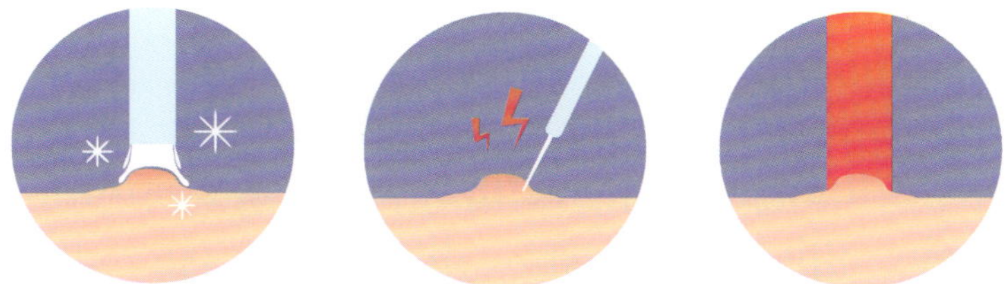

冷冻治疗　高频电刀治疗　激光治疗

缓解疼痛很重要

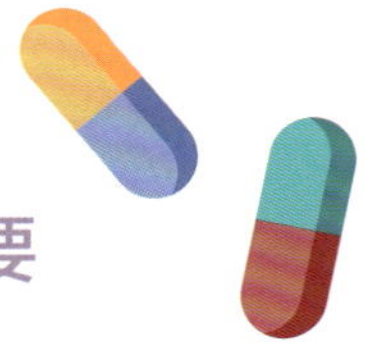

在病毒疣的治疗中，疼痛是最常见的并发症。病毒疣本身的细胞增生性质是导致疼痛的原因之一。此外，病毒疣的过度角化会给穿刺带来困难，也会造成强烈的疼痛感。

为缓解疼痛感，医生通常采用10%尿素软膏封包干预法，即使用10%尿素软膏均匀涂抹，然后使用保鲜膜、医用敷料等进行局部封闭，从而达到软化角质的目的，以此减轻药液推注阻力，使注射剂量更加精准，减轻不良反应。

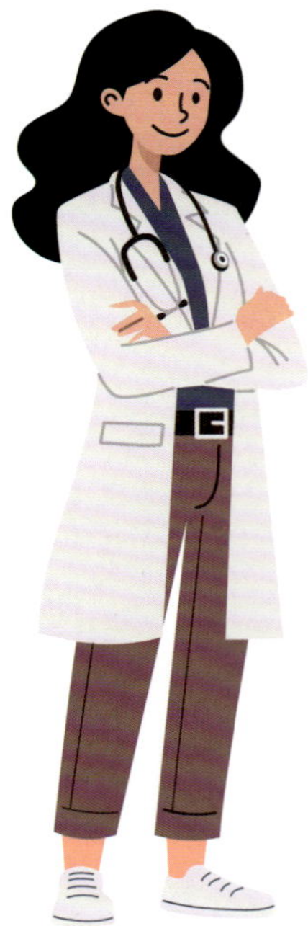

注意饮食很重要

- 尽量避免辛辣刺激的饮食。
- 建议清淡饮食，多食用蔬菜瓜果，保证营养均衡。
- 治疗期间应严格戒烟、戒酒。
- 不与其他人共用餐具，避免交叉感染。

预防传染很重要

- 性生活做好防护措施。
- 避免与他人共用生活物品，如毛巾、衣物、鞋袜、盆等。
- 纠正不良习惯，做好手卫生，不要抓挠患处等。
- 遵医嘱做好患处护理。

HPV与口腔癌

根据世界卫生组织（WHO）的最新数据，全球每年新发口腔癌病例约37.7万例，死亡约17.7万例。美国国家癌症研究所（NCI）数据显示，美国每年新发口腔癌病例约5.4万例。

可能很多人想不到，大部分口腔癌与HPV感染有关。根据有关统计，在大规模的侵袭性口腔鳞状细胞癌病例中，有70%的患者被检测出HPV感染，其中60%的患者有高危型HPV 16和HPV 18感染史。

HPV 与口腔癌的相关性判断

2022年，世界卫生组织（WHO）发布了第五版《WHO肿瘤分类》，其中明确提出，若要判断HPV与口腔癌的相关性，患者的病理学检查应满足以下3个条件：

- 组织形态学上，判定为鳞状细胞癌。
- p16免疫组织化学染色（用于恶性肿瘤的诊断与鉴别的方法）阳性。
- 存在高危型HPV感染。

口腔也会被 HPV 感染

- 口腔的特殊生理环境为HPV生存和繁殖提供了有利条件。
- 吸烟会进一步增加感染的风险。
- 酒精可以增强口腔黏膜通透性，从而促进HPV病毒穿透上皮层，使个体更易患病。

HPV 相关口腔癌的治疗

对于HPV所致口腔癌的患者，其年龄主要集中在青年阶段，且通常基础疾病较少或较轻，因此经规范治疗后预后较好。

对于口腔癌早期患者，目前多采用手术切除的治疗方法。对于口腔癌晚期患者，医生通常会选择顺铂化疗联合放疗的方案。此外，医生也会使用药物治疗，如西妥昔单抗。

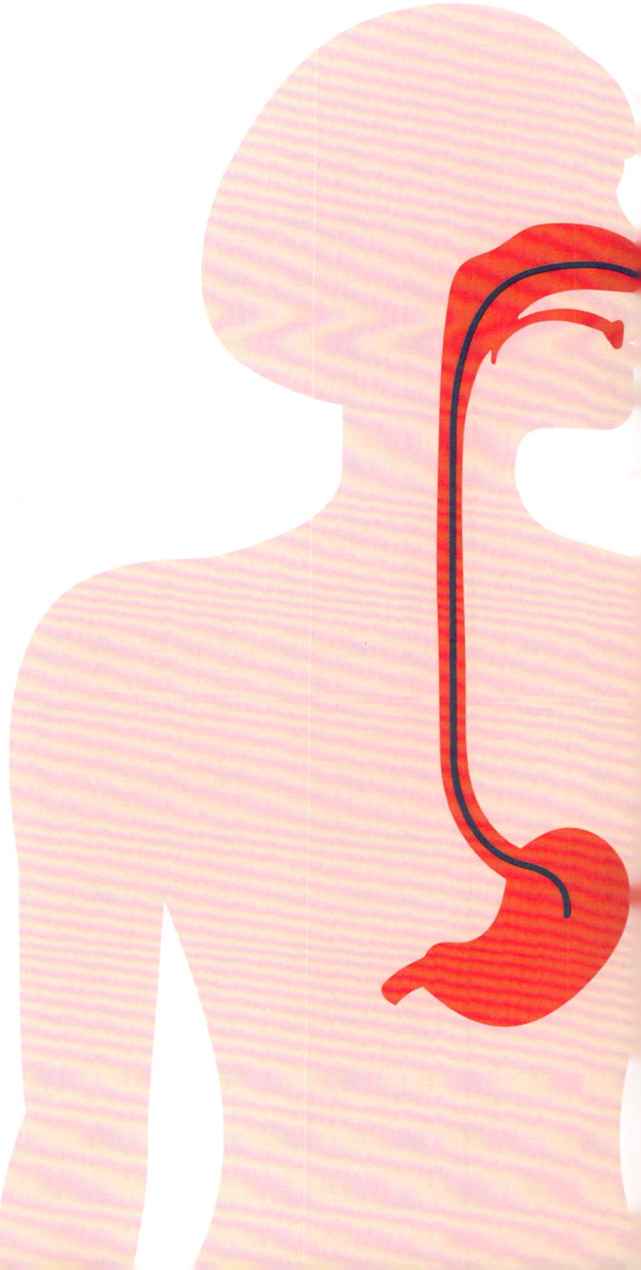

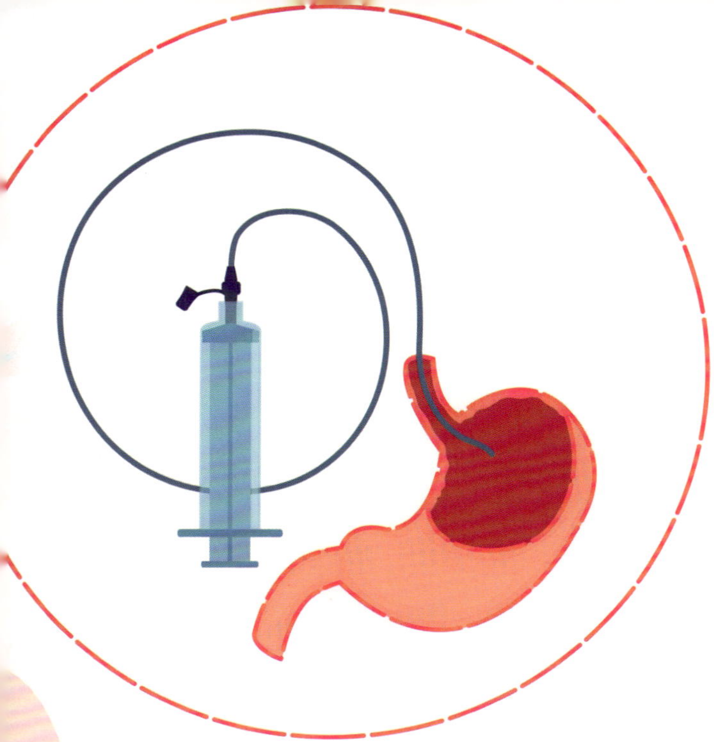

关于“鼻饲”

口腔癌患者在术后需要通过鼻饲来获取营养摄入，以此维持细胞的正常代谢、支持组织器官的功能、调节免疫系统的功能。

● 营养液的选择。鼻饲由医护人员进行操作，医护人员会根据患者的具体情况选择合适的营养液，如肠内营养混悬液或肠内营养乳剂，也可适当添加藕粉、蛋白粉等辅助营养品。

● 鼻饲过程。进行鼻饲时，通常用500mL的营养液，使用肠内营养输注器通过胃管注入患者胃中。

● 鼻饲注意事项。营养液注入前、后都需要用30mL温开水冲胃管，防止食物残渣堵塞。鼻饲时，护理人员或家属需协助患者尽量坐起来（取半坐卧位），以免发生营养液倒吸。营养液温度需保持在35～38°C并根据患者具体状况控制实际注入剂量。注意观察患者的鼻黏膜状况及其他病情变化。

● 鼻饲改变了正常进食的方式，患者难免感到不适，家属应主动关心患者，及时给予支持，以缓解患者的恐惧、焦虑情绪。

HPV与咽喉癌

咽喉癌是一种较为常见的恶性肿瘤，其发病与HPV感染密切相关。尽管HPV主要通过性接触传播，但病毒也可能通过唾液等途径感染口腔和咽喉区域，导致细胞异常增殖和癌变。

HPV 相关咽喉癌的前驱症状

HPV引起的该疾病症状通常不明显，但若出现咽喉不适、疼痛、吞咽困难、头痛等症状，且持续两周以上，应尽快前往医院的耳鼻咽喉科或头颈外科就诊。

HPV 相关咽喉癌的检查项目

- 对于由HPV引发的咽喉癌，其诊断和治疗通常涉及临床检查、影像学检查（如MRI和CT）及组织活检等手段。
- 主要检测的HPV病毒亚型为HPV 16、HPV 17、HPV 18、HPV 19。
- 对于HPV阳性的淋巴结转移且原发肿瘤位置不明的患者，建议在进行p16免疫组化检测的基础上，进一步采用HPV原位杂交（ISH）或聚合酶链反应（PCR）检测，以提升检测结果的准确性。

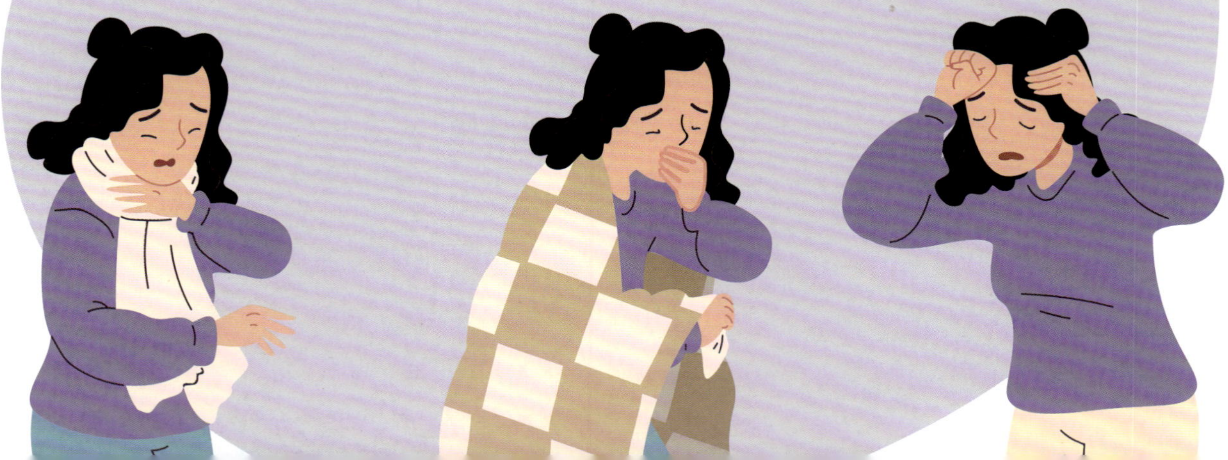

HPV 相关咽喉癌的治疗

治疗方案可能包括放疗、化疗和手术等多学科综合治疗方法。如果处于癌症早期，一般可以通过对吞咽和发声功能损害较小的手术对病灶进行切除。

HPV 相关咽喉癌的预防手段

预防HPV感染是预防咽喉癌的一种有效手段，接种HPV疫苗是一种有效的预防方法，可以避免感染HPV的一些主要亚型，包括与咽喉癌相关的HPV 16和HPV 18这两种高危亚型病毒。

总体而言，对于HPV相关的咽喉癌，预防HPV感染和综合治疗是关键。

小知识

除了上述疾病，HPV 感染还与多种癌症相关，如肛门癌、外阴癌、食管癌等。可见这种病毒真是作恶多端，预防 HPV 感染、增强个人免疫力是至关重要的。咨询医生，按需进行 HPV 疫苗接种是预防 HPV 感染的首选方法。

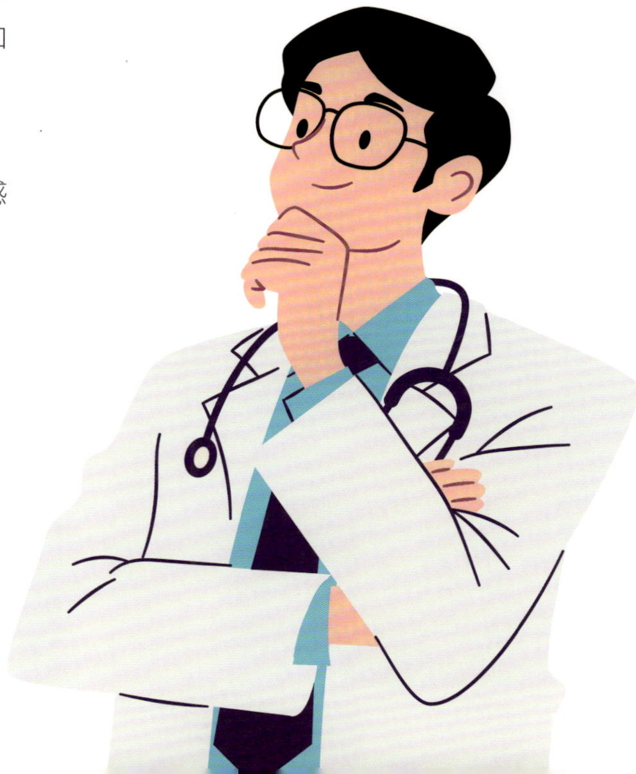

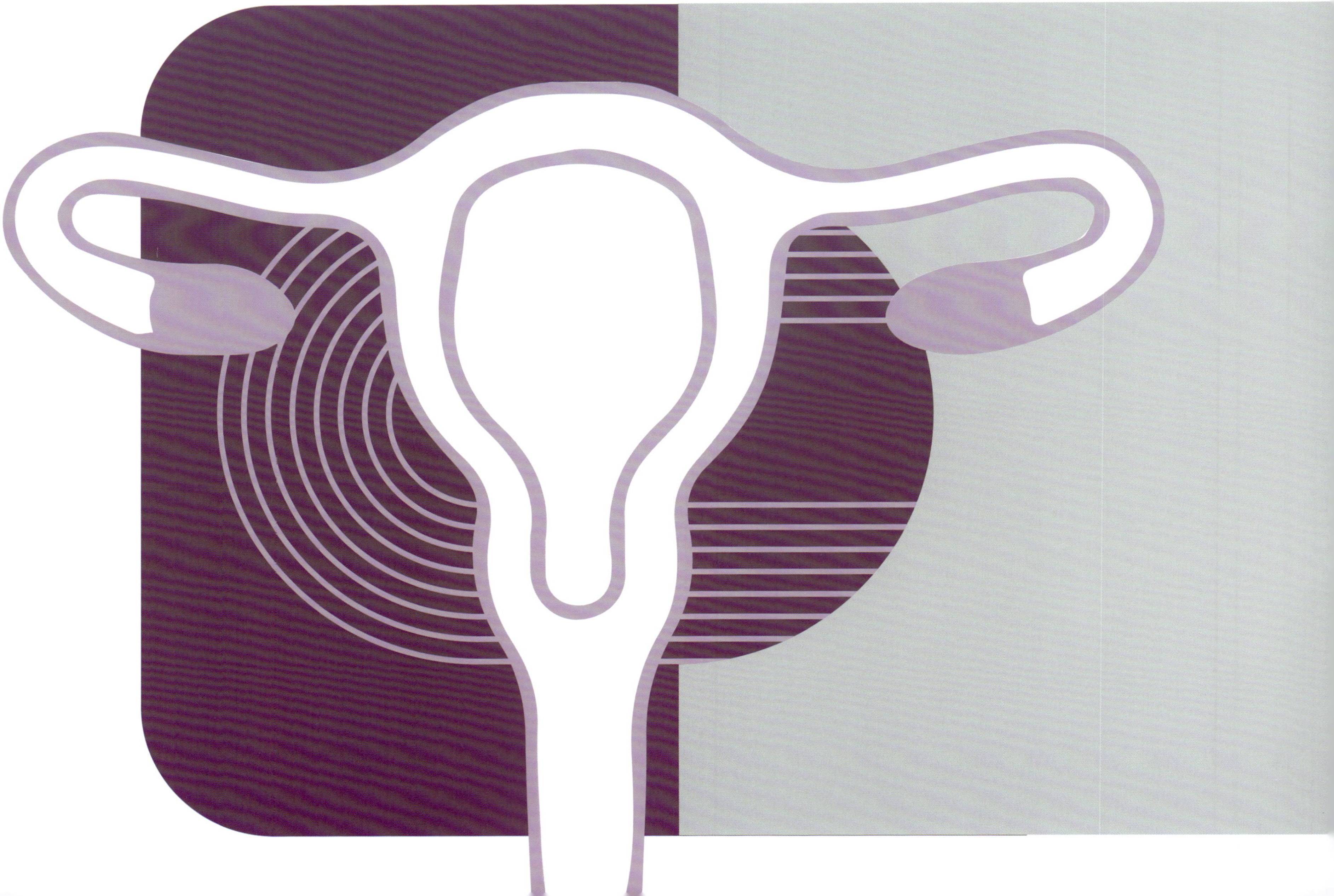

第三篇

疫苗篇

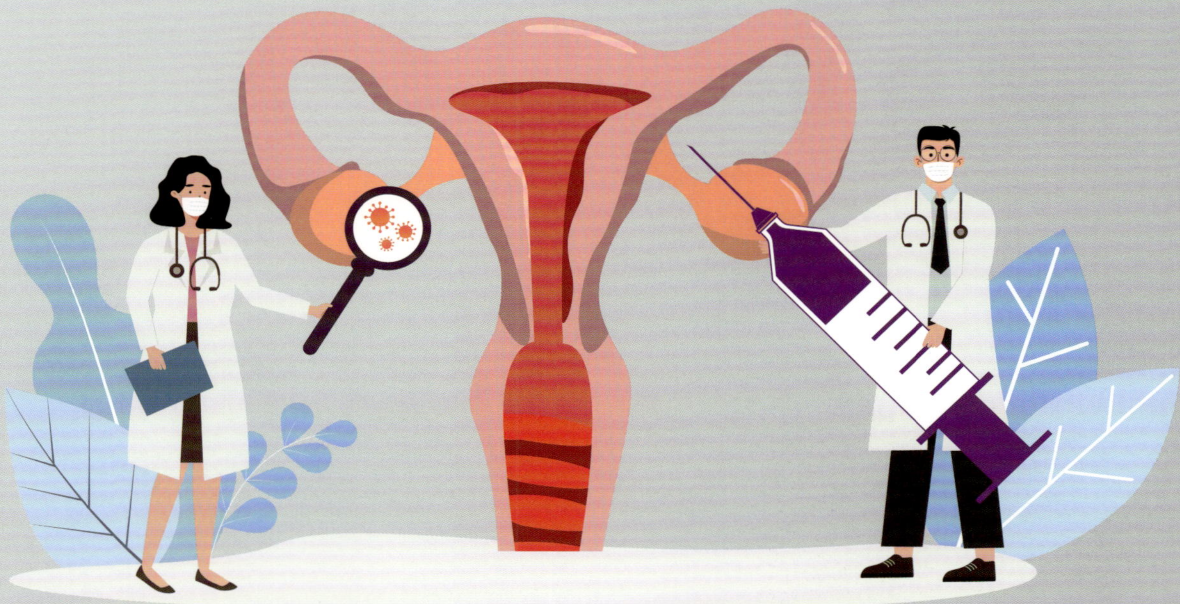

8 HPV 疫苗

三种HPV疫苗（二价、四价、九价）有什么不同

长期感染HPV的危害性极高，那怎样能够预防HPV感染呢？接种HPV疫苗是首选的有效措施。目前，已上市的二价、四价和九价疫苗能够覆盖大部分导致疾病的HPV亚型。

就接种年龄来说，九价疫苗的推荐接种年龄为16～26岁，四价疫苗和二价疫苗的推荐接种年龄均为9～45岁。

二价疫苗对预防HPV 16和HPV 18有效，接种HPV二价疫苗可以降低宫颈癌的发生风险。

四价疫苗则是在二价疫苗的基础上增加了对HPV 6和HPV 11这两个亚型的预防，可以有效降低患生殖器疣的风险。

九价疫苗进一步扩大了预防的范围，其针对的HPV亚型包含HPV 16、HPV 18、HPV 6、HPV 11，以及HPV 31、HPV 33、HPV 45、HPV 52、HPV 58。

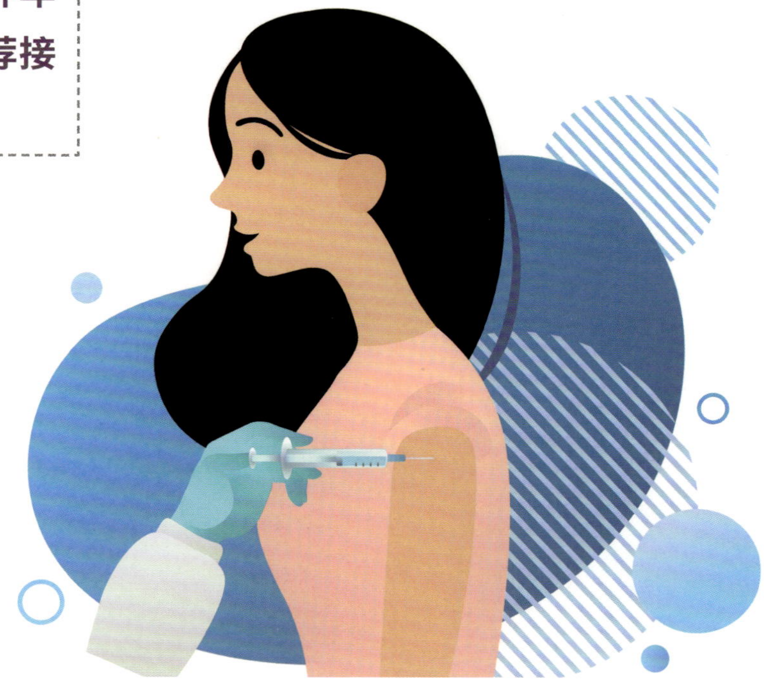

目前，二价疫苗有国产疫苗和进口疫苗，四价疫苗和九价疫苗都只有进口疫苗。从效果上来看，不论是国产的二价疫苗还是进口的二价疫苗，都能够预防70%的宫颈癌；四价疫苗可以预防70%的宫颈癌和90%的生殖器疣；九价疫苗可以预防92%的宫颈癌和90%的生殖器疣。

目前，市面上的九价疫苗常因稀缺而预约紧张，但就预防效果而言，其实没有必要一直等待九价疫苗。尽快接种目前所能预约到的疫苗，尽早完成接种才是有效的预防方法。

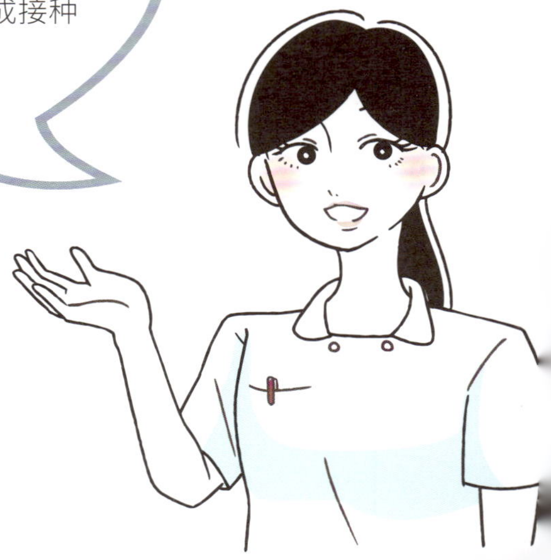

HPV疫苗预约流程

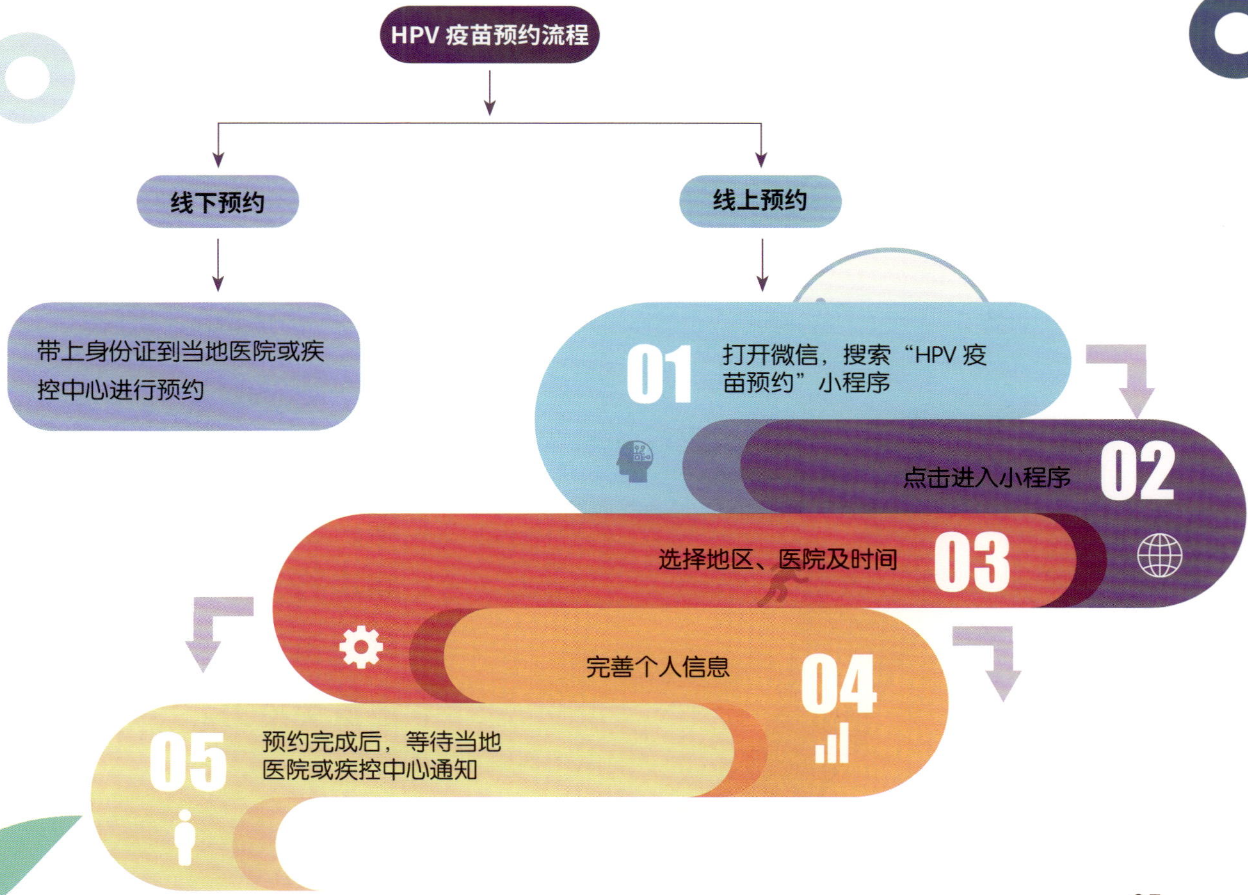
HPV 疫苗预约流程
线下预约
线上预约
带上身份证到当地医院或疾控中心进行预约
01
打开微信，搜索“HPV 疫苗预约”小程序
点击进入小程序
02
选择地区、医院及时间
03
完善个人信息
04
05
预约完成后，等待当地医院或疾控中心通知

男性是否也应该接种疫苗

随着生活水平的提高，人们开始逐渐重视自身的健康状况。近年来，HPV疫苗的相关问题成为医学方面的热点话题，很多女性对接种HPV疫苗有着明显的意愿。然而在全球范围内，男性生殖器HPV感染率要高于女性，而HPV长期感染可能引起男性不育、生殖器疣、呼吸道乳头状瘤等疾病，甚至导致口咽癌、阴茎癌、肛门癌等。

目前，HPV四价疫苗和九价疫苗已经获批可用于男性接种，能够发挥保护作用。

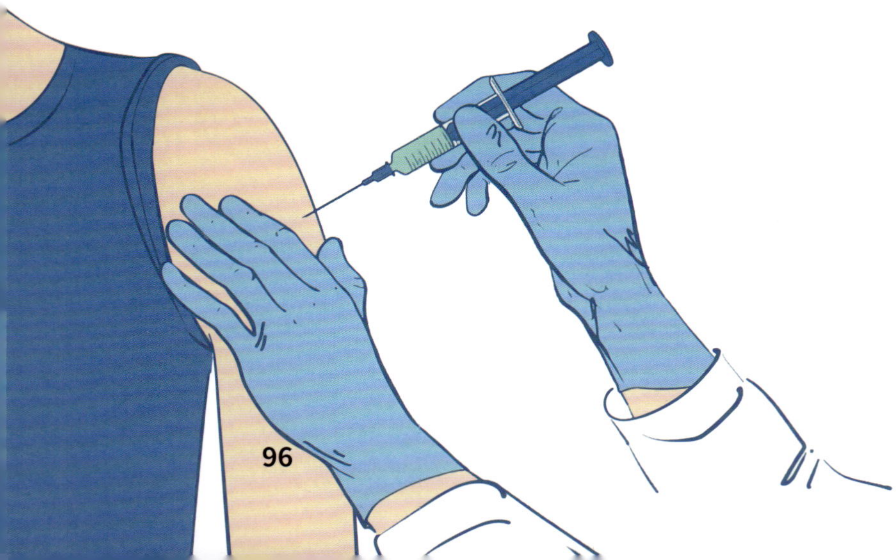

HPV疫苗保护期有多久？需要增加接种剂次吗

自2006年HPV疫苗问世以来，许多接种者接受了研究人员的长期随访。事实证明HPV疫苗对宫颈癌的预防效果是非常好的，接种疫苗使接种者体内的抗体浓度始终处于高位，所以保护期一般很长。如果不确定自身的抗体水平，可以进行抗体浓度检测来确定是否需要补接种疫苗。

疫苗只能降低感染风险，并不能100%保证不罹患宫颈癌。因此，女性朋友们仍需定期进行宫颈癌筛查，同时要注意保持健康的生活方式，提高自身免疫力。

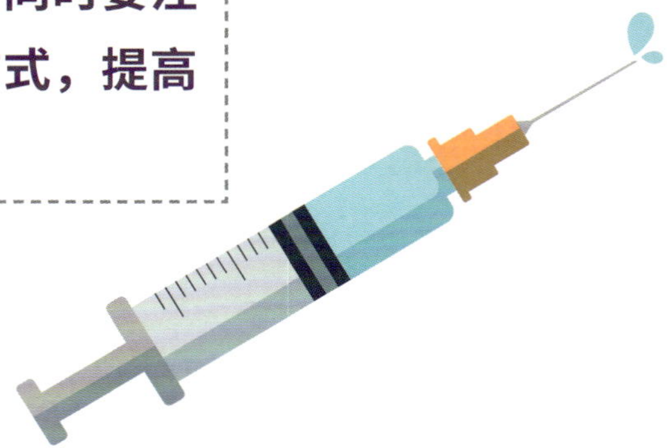

9 HPV 疫苗的接种

接种HPV疫苗前需要做哪些检查

对于未曾有性生活的女性来说，一般不需要做检查。对于已有性生活的女性来说，在接种HPV疫苗前除了需要做常规的妇科检查，还建议做宫颈TCT检查和HPV筛查。

● 常规的妇科检查包括妇科指检、盆腔超声、阴道分泌物检测。这些检查项目可以帮助明确女性是否怀孕、是否有宫颈炎或宫颈病变。

● 如果存在宫颈炎症等情况则需要接受治疗，待恢复健康后才能接种疫苗。

● 如果已经怀孕则不建议接种疫苗。

● 已有病变的HPV感染者需要先接受正规治疗，等痊愈后才能接种疫苗。

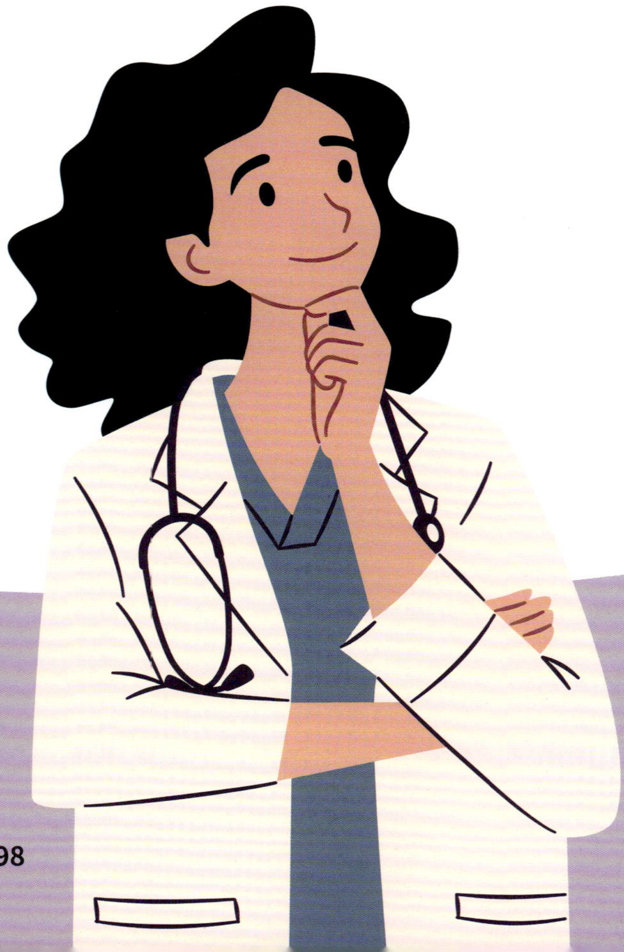

接种疫苗前的注意事项

第一，如果接种了其他疫苗（狂犬疫苗、流感疫苗等），需要在疫苗接种后间隔15天才能接种HPV疫苗。

第二，接种前3天须戒烟、戒酒，清淡饮食。

第三，接种前3个月内注意避免使用免疫球蛋白或血液制品。

第四，尽量避开月经期。如果没有发热、贫血、感染等特殊情况，月经期可以接种HPV疫苗。但是由于多数女性在经期会有不同程度的不适，所以建议在月经结束后再进行疫苗的接种。

第五，避免服用某些药物（如对乙酰氨基酸、免疫抑制剂等），以免削弱接种效果。

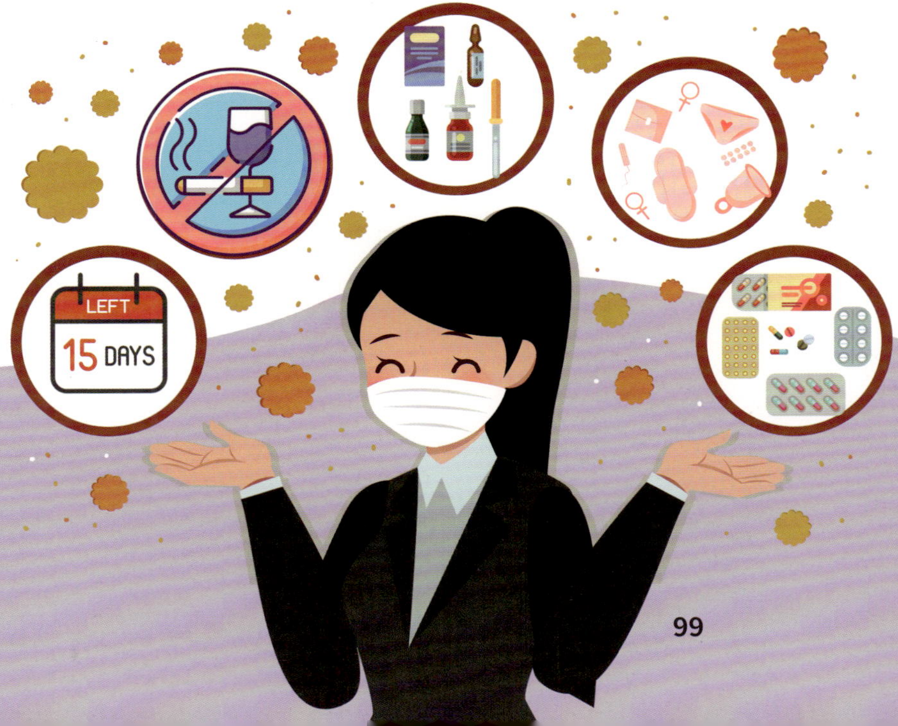

接种疫苗后有哪些不良反应

HPV疫苗作为抗原，在刺激机体产生免疫反应的过程中也可能导致一些不良反应，如发热、头晕、疲劳、肌肉疼痛等。发热是接种HPV疫苗后比较常见的不良反应。

疫苗引起的发热一般多为轻度至中度，大多数人可以自行康复。如情况严重则需立刻去医院就诊。此外，接种疫苗后15天内最好不要使用抗生素，以免降低疫苗的预防效果。

接种HPV疫苗会影响月经周期吗

接种HPV疫苗可能短暂影响女性的月经周期，经过1～2个月的时间便可恢复正常。

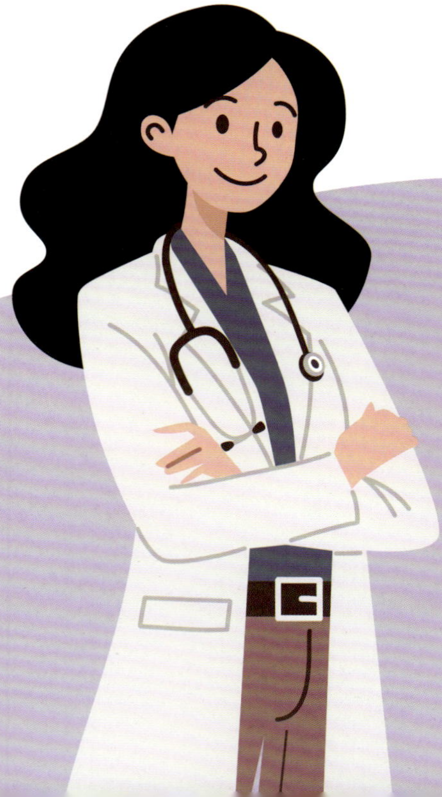

接种疫苗后的注意事项

第一，接种完留观半小时。刚接种完疫苗可能会出现一些不良反应，如头晕、发热等。在留观期间若发生以上情况，可及时就医，避免不良事件的发生。

第二，避免当天洗澡，以避免感染。

第三，注意饮食。饮食应以清淡为主，不宜吃辛辣油腻的食物。

第四，短期内不要进行剧烈运动。

第五，即使已经接种完疫苗，仍应定期进行HPV筛查和TCT检查。因为疫苗只能降低感染风险，接种疫苗后仍有感染HPV的可能。

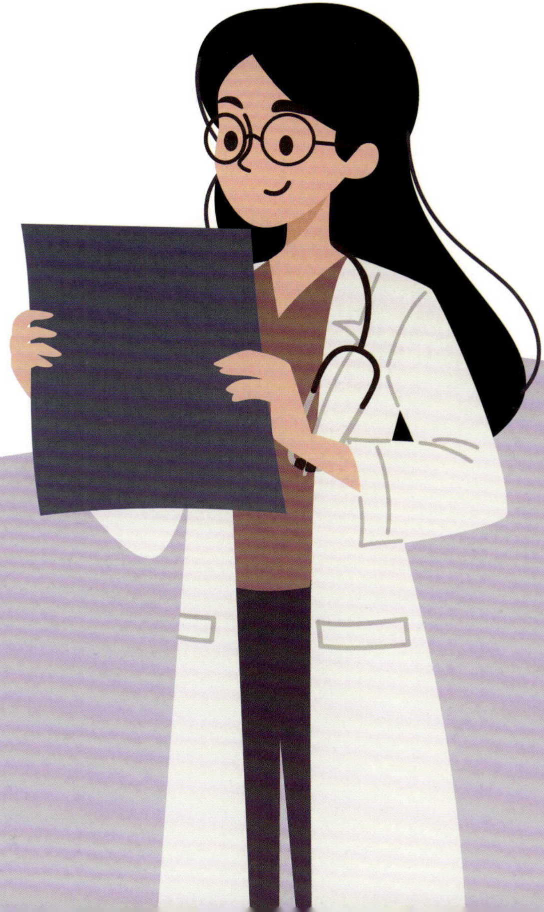

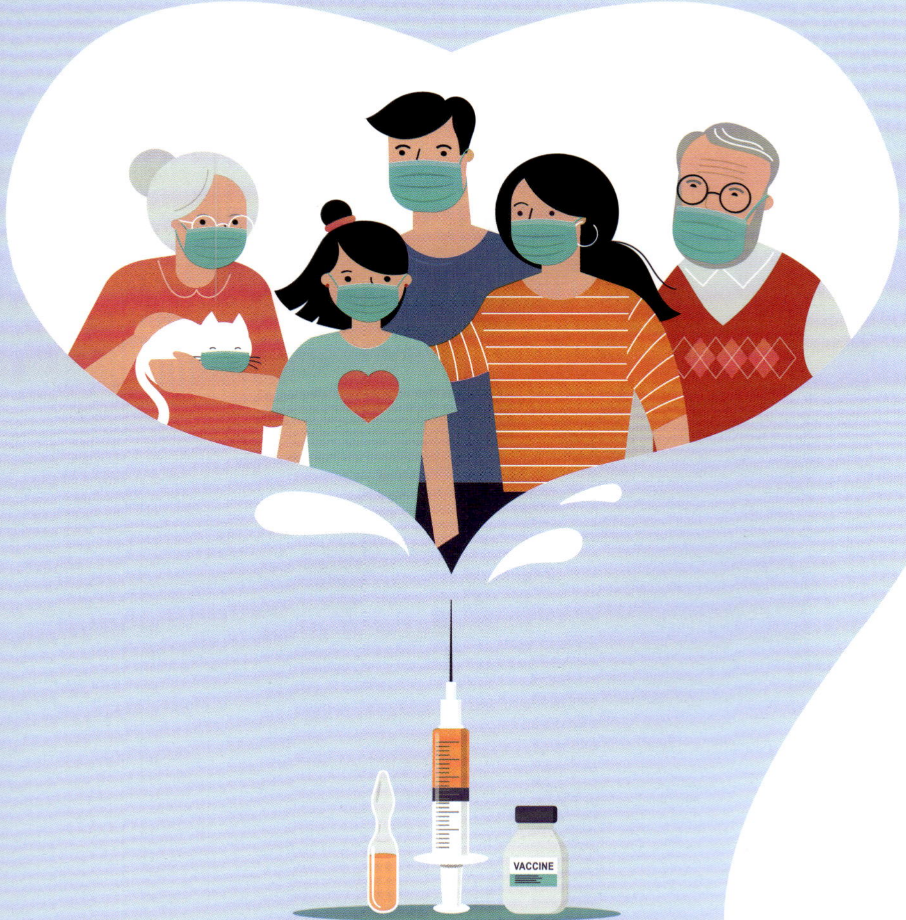

感染过HPV还有必要接种疫苗的吗

HPV疫苗只能针对相应的亚型发挥预防作用，并不能对所有的HPV亚型发挥预防作用。举例来说，若一个人感染过HPV 16后再接种HPV二价疫苗，那么此疫苗对未感染过的HPV 18依然具有预防效果。

关于HPV感染者治愈后是否有必要接种HPV疫苗、接种何种HPV疫苗等问题，可以咨询接种医生。

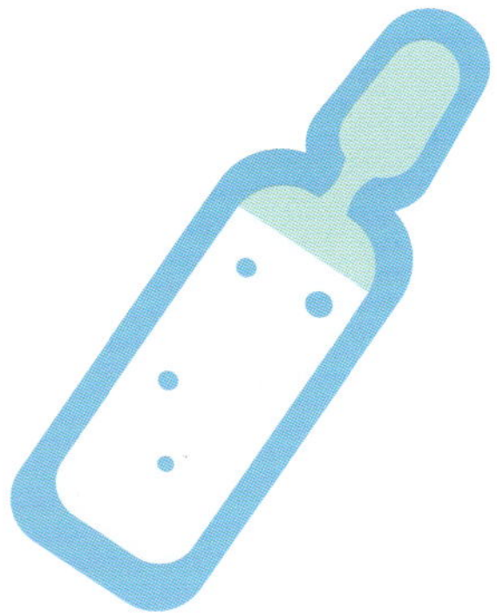

接种疫苗后还会感染HPV吗

很多人认为，接种过HPV疫苗就不会感染HPV了，这其实是错误的认知。

目前，临床上已发现的HPV亚型有200多种，而现有的HPV疫苗只针对其中高发的几种，并没有包含全部的亚型。所以，接种HPV疫苗只能降低感染对应HPV亚型的风险，并不能完全将自己与HPV隔离。

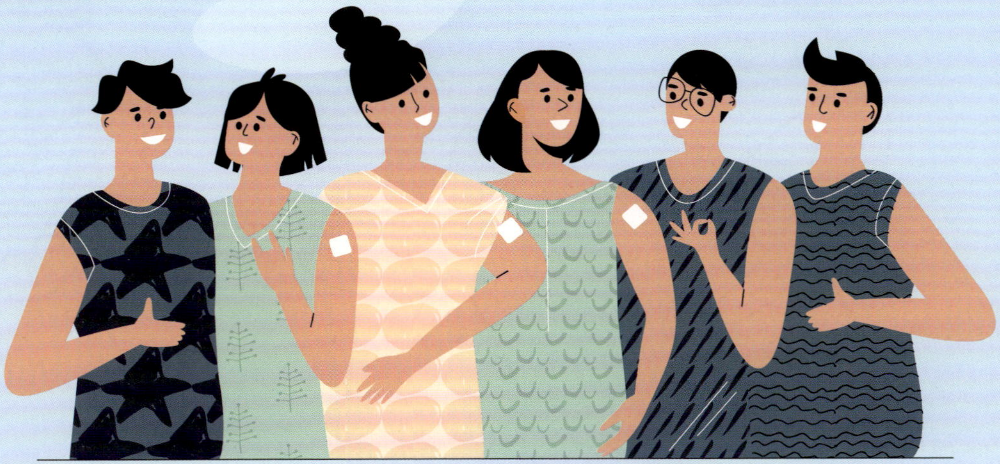

哪些情况不适合接种HPV疫苗

● 备孕、怀孕或哺乳期的女性。为避免疫苗对妊娠造成影响，此类人群不建议接种HPV疫苗。如果在接种疫苗期间意外怀孕了也不必惊慌，可以暂时停止接种疫苗，在妊娠期及哺乳期结束后再完成后续剂次的接种。

● 免疫力低下、凝血功能障碍或正在服用靶向药物等抗癌药物的人群。

● 过敏体质人群，特别是对酵母、蛋白质过敏的人。

● 急性、严重烧伤性疾病或严重外伤的患者。此类人群应该延缓接种计划，等烧伤伤口或大面积伤口愈合之后再进行接种。

● 正在接受治疗的HPV感染者。

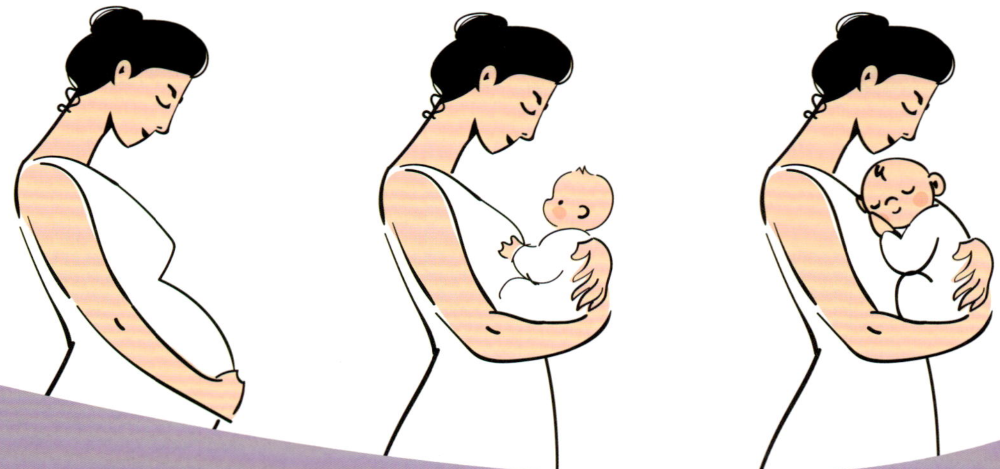

二价、四价和九价HPV疫苗是否可以“混打”

目前，并没有临床数据支持HPV疫苗之间可以混合使用。由于评估HPV疫苗混合使用的安全性、免疫原性及有效性的数据有限，为确保安全，我们应尽量完成同一种疫苗的接种程序。

如果接种完二价疫苗或四价疫苗后仍然想要接种九价疫苗，那么可以间隔12个月后再重新接种九价疫苗，且接种剂次为三剂。不过从经济成本考虑，已经接种过二价疫苗或四价疫苗的人没有必要再接种九价疫苗。

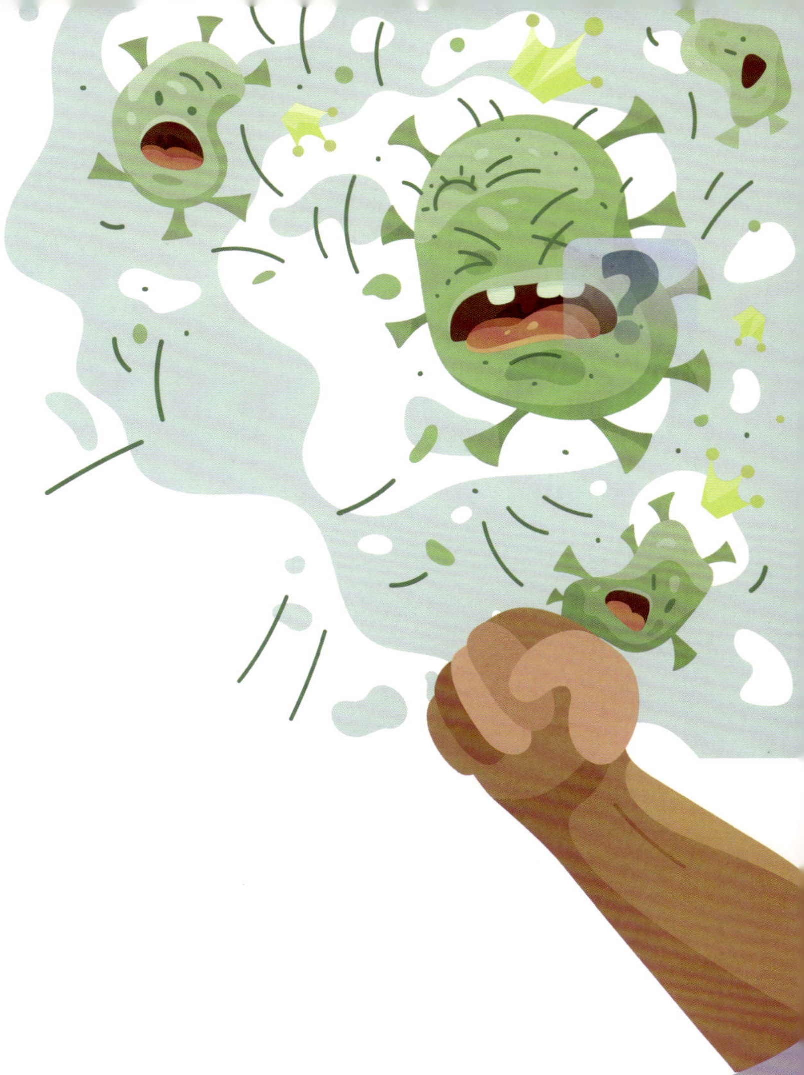

进口疫苗与国产疫苗

我国女性常感染的五种HPV亚型为HPV 16、HPV 18、HPV 33、HPV 52、HPV 58。我国男性常见的生殖器HPV感染类型为HPV 16和HPV 84。而进口的九价HPV疫苗只能预防HPV 6、HPV 11、HPV 16、HPV 18、HPV 31、HPV 33、HPV 45、HPV 52、HPV 58九种亚型（二价疫苗和四价疫苗则更少），并不能完全覆盖国人易感的HPV亚型。

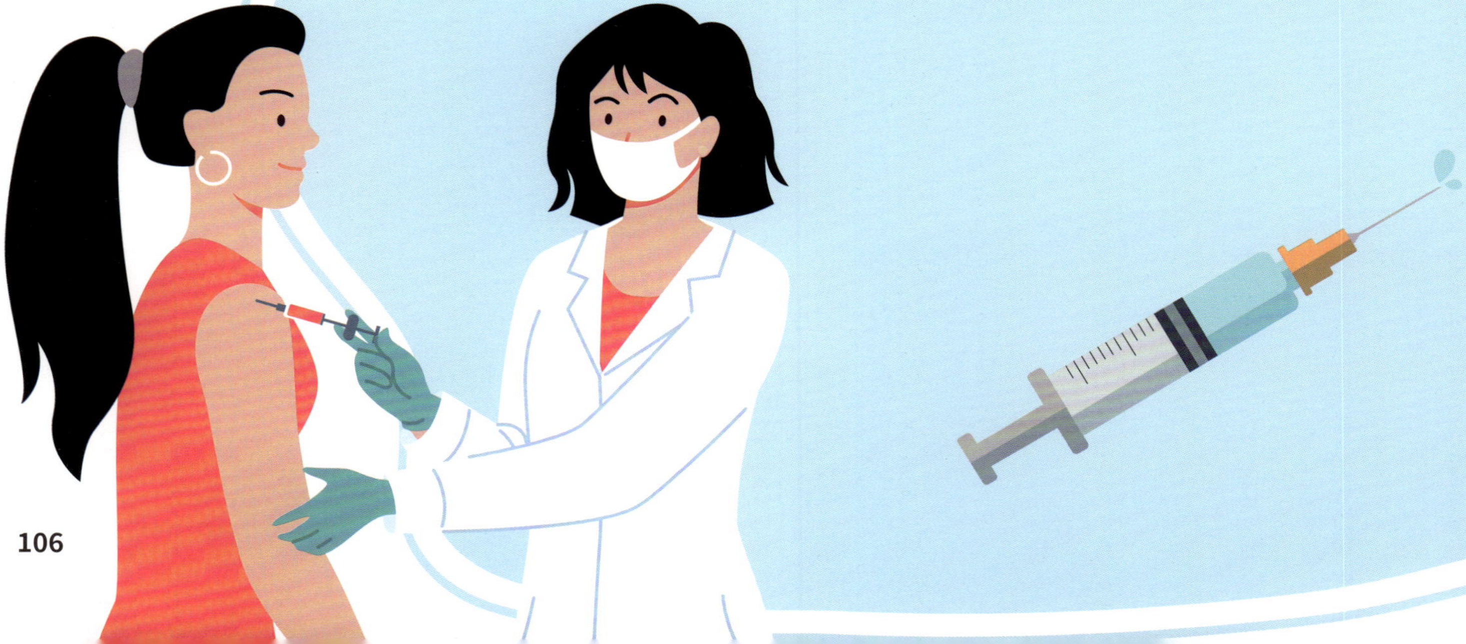

如何判断疫苗来源

判断医院是否正规的方法

百度搜索“全国医疗机构查询” → 输入省份、医疗机构名称、验证码即可查询 → 点击浏览，查看医疗机构详细信息

判断疫苗是否正规的方法

在支付宝平台搜索“扫码验真” → 选择“疫苗查询” → 扫码验证或输入疫苗批号查验 → 查看疫苗详细信息

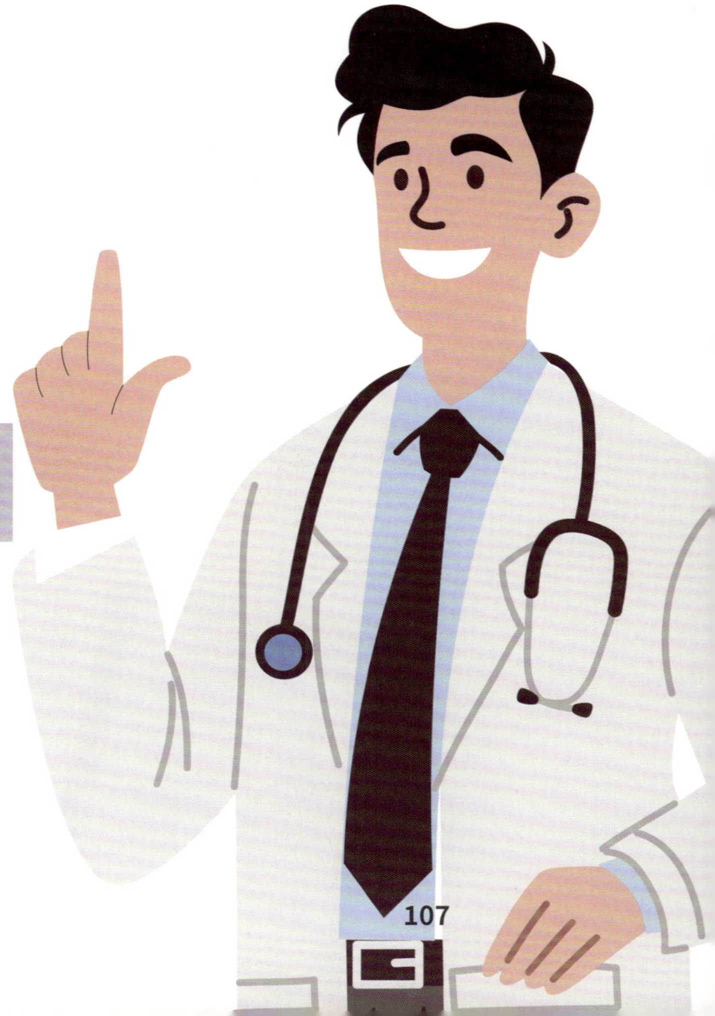

HPV疫苗的最佳接种时间

目前，我国批准上市的HPV疫苗有三种，分别为二价、四价和九价疫苗，每种疫苗预防的HPV亚型及接种周期都不同。

二价疫苗通常在第0、第1和第6个月各接种1针，总共接种3针，其中第2针可以在第1针接种后的1～2个月内接种，第3针一般在第一针后的5～8个月内接种。

四价疫苗和九价疫苗的接种周期是一样的，一般选择在第0、第2和第6个月各接种1针，总共接种3针，第1针与第2针的接种间隔应大于1个月，而第2针与第3针的接种间隔应超过3个月，所以这3针可以在1年内接种完成。

可以推迟后续疫苗接种时间吗

接种时间可以推后，但推后的时间不宜过长。

● 如果接种的是HPV二价疫苗，3个剂次最好在1年内完成接种。

● 如果接种的是HPV四价或九价疫苗，为保证疫苗效果，需要在半年内完成3个剂次的接种。

需要注意的是，不管接种的是哪一种疫苗，若两个剂次间隔的时间超过1年，都需要重新接种。

疫苗接种周期内，可以提前接种下一个剂次吗

不能提前接种下一个剂次。接种疫苗可以延迟，但是不能提前。这是因为提前接种可能会使身体免疫反应过强而对身体健康造成危害。

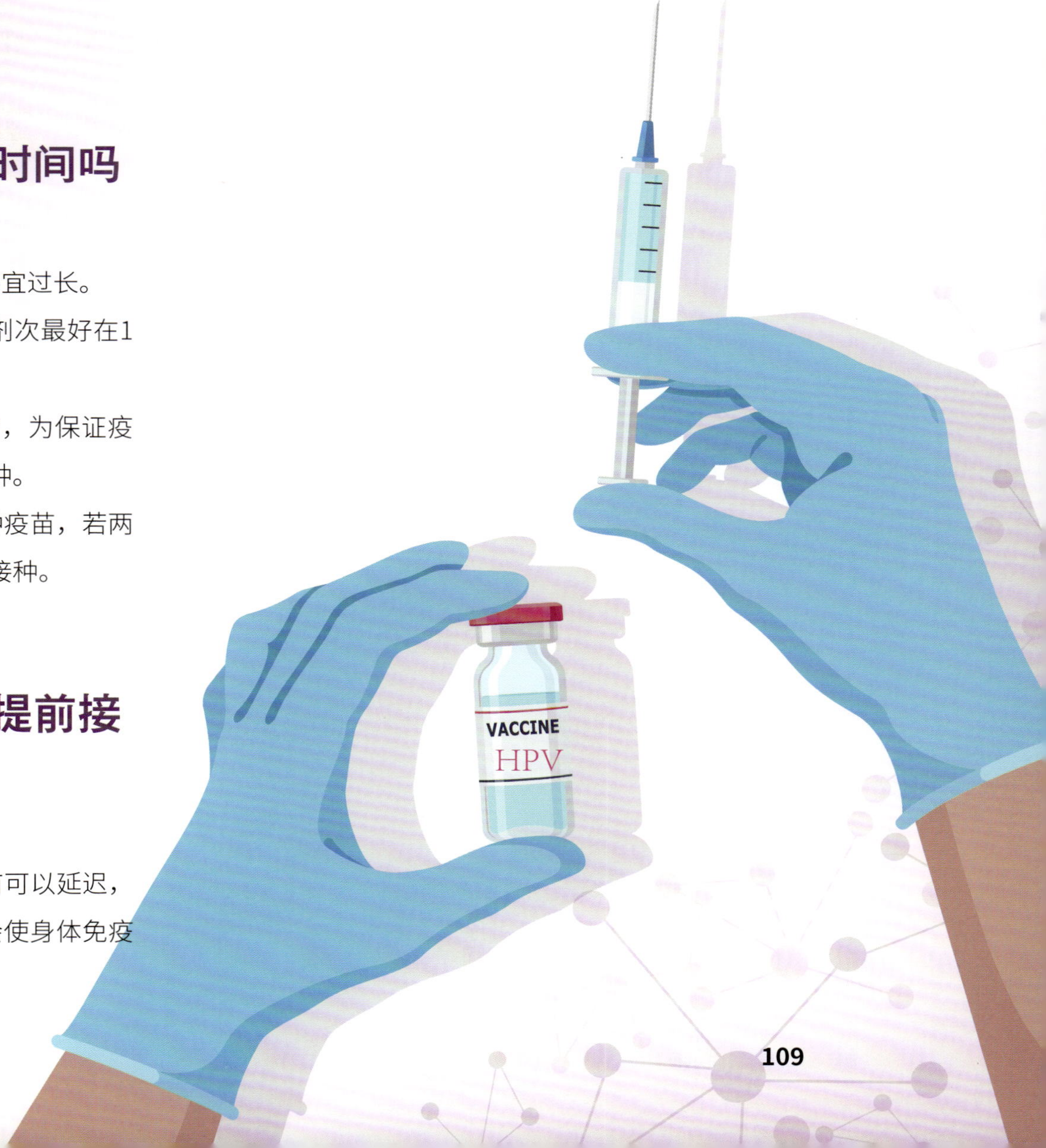

HPV疫苗接种期间怀孕了怎么办

很多已婚女性可能有疑问：“才打了1针或2针HPV疫苗就怀孕了，我该怎么办？”

如果遇到这种情况，不要惊慌。目前，还没有研究证实HPV疫苗会对胎儿产生影响，孕妈妈只要在医生的建议下做好孕期检查就行，不用过度担忧。等哺乳期结束了再完成剩余剂次的疫苗接种就行。

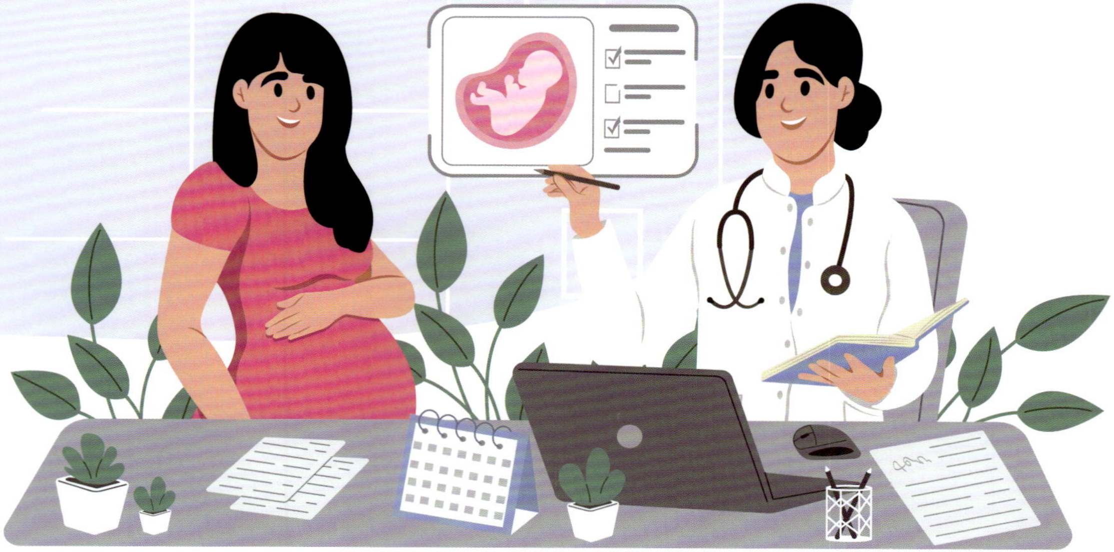

备孕期间可以接种HPV疫苗吗

备孕期间不建议接种HPV疫苗。

成年女性都需要接种3个剂次，完成接种最快也要6个月，并且建议在完成疫苗接种后3个月再怀孕。因此，如果已经计划好要宝宝了，那建议至少提前9个月把HPV疫苗的接种排上日程。

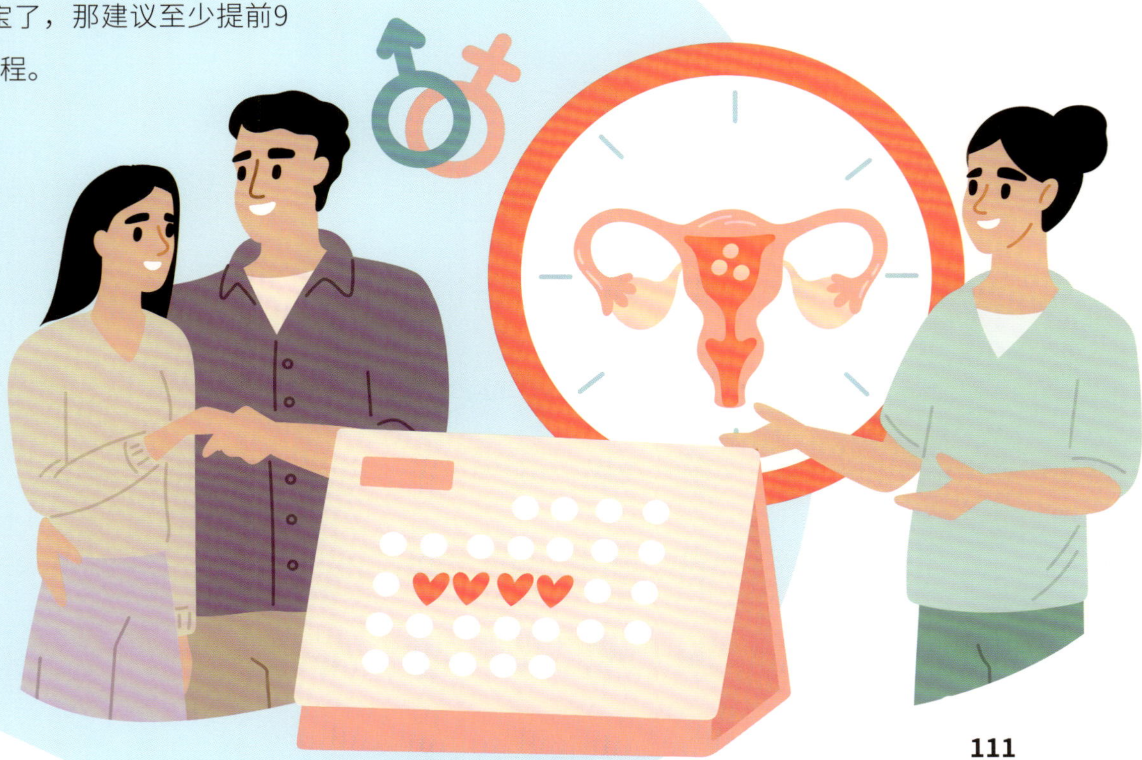